JN016913

プライマリ・非専門医でも

ココまでできる！

潰瘍性大腸炎
診療のキモ

著 加藤 順

南江堂

序　文

　潰瘍性大腸炎って最近増えているけど，診療はどうも難しそうで…という方も多いのではないかと思います．

　実は，みなさんが潰瘍性大腸炎の診療があまり得意でないのには理由があります．まず，私と同世代の先生があまり得意でないのは，経験値が少ないからです．私たちの若い頃には，潰瘍性大腸炎の患者数はいまほど多くありませんでした．若い頃に十分な診療経験を積むことができなかったことが診療に及び腰になる理由の１つだと思います．

　一方で，いまの若い世代の先生が潰瘍性大腸炎患者に出くわすことは以前よりだいぶ多くなりましたが，「○○○マブ」というような，似たような名前の高価な薬がいくつもあったりする割には，どの薬も効いたり効かなかったりするなど，なかなか診療に対するイメージがつかめないのではないかと思います．5-ASA 製剤で落ち着く軽い人から大腸手術になる重症例まで，患者さんによって病態があまりに違うことも戸惑う理由の１つかもしれません．

　しかし，近年の潰瘍性大腸炎患者数の増加により，みなさんはイヤでも潰瘍性大腸炎患者の診療をしなければならない状況になっています．そのようななかで，できるだけ多くの先生に適切に潰瘍性大腸炎の診療をしていただければ，患者さんがわざわざ遠くの大学病院まで来なくても済むようになり，われわれ専門医も，プライマリ・非専門医の先生も，そして患者さんにもメリットのある，三方良し，ということになります．

　そこで今回，プライマリ・非専門医の先生方でも一読していただければ，一般的な潰瘍性大腸炎診療が可能となることを目指して，本書を執筆しました．時間のない方は，第３章の「実践，ＵＣ診療」から読んでいただき，あとは必要な部分を拾い読みすることで，だいたいの潰瘍性大腸炎診療ができると思います．本書が，みなさま方の診療に少しでも役に立ち，より多くの潰瘍性大腸炎患者が happy になることを祈っています．

2022 年 9 月

加藤　順

目次

第1章　診断

Ⓐ 潰瘍性大腸炎（UC）とはどんな病気か？ ……………………………… 2
- ❶ 疾患概念と発症原因
- ❷ 好発年齢，性別，罹患人数の推移，発症のリスク因子
- ❸ 病態と症状と自然史
- ❹ 治療コンセプトと予後
- ❺ 他の疾患と比較した UC の特徴

Ⓑ UCを疑う患者像 ………………………………………………………… 8
- ❶ どんな患者さんがきたら UC を疑うか？

Ⓒ どのように診断するか？ …………………………………………………… 13

Ⓓ 鑑別診断と鑑別法 ………………………………………………………… 18
- ❶ 感染性腸炎
- ❷ CD などの他の IBD
- ❸ 薬剤性腸炎
- ❹ その他

Ⓔ 診断がついたら何をするのか？ ………………………………………… 27
- ❶ 病変範囲と重症度を把握する
- ❷ 診断後に必要な診察，検査各論
- ❸ 患者さんの社会背景を把握する
- ❹ 難病医療費助成制度の申請を考える
- ❺ 患者さんに説明する

第2章　治療薬と治療法

Ⓐ UCの治療目標とは？ …………………………………………………… 36
- ❶ 治療目標は現在および将来の QOL を最大化すること
- ❷ 本当の治療目標を達成するためのとりあえずの目標
- ❸ 粘膜治癒や組織学的治癒と治療目標の関係
- ❹ 治療目標は患者さんごとに異なり，同じ患者さんでも時期によって変わってくる

Ⓑ 治療薬の種類と治療の原則とアルゴリズム ……………………… 41
- ❶ 治療薬の種類
- ❷ 治療の原則
- ❸ 治療アルゴリズム

Ⓒ UCの基本薬5-ASA製剤とは？ ………………………………………… 48
- ❶ 5-ASA 製剤の歴史
- ❷ 5-ASA 製剤の作用機序
- ❸ 5-ASA 製剤の種類と違い
- ❹ サラゾピリン®の特徴
- ❺ 5-ASA 製剤の臨床上の特徴
- ❻ 使用する患者さんの特徴と使いかたの基本
- ❼ 5-ASA 製剤の副作用と注意点

ⓓ ステロイドの使いかたと注意点 ……………………………………………… 58

❶ 使用するステロイドの種類, 剤型と使う
シチュエーション

❷ 経口プレドニゾロンの使用法

❸ ステロイド抵抗性とステロイド依存性

❹ 静注薬を使うシチュエーション

❺ ステロイドの副作用とその対策

ⓔ 局所製剤の使いかたと注意点 ……………………………………………… 63

❶ 坐剤と注腸剤の使い分け

❷ 5-ASA とステロイドの使い分け

❸ 各製剤の特徴

ⓕ アフェレシスの特徴と使用法 ……………………………………………… 67

❶ アフェレシスの特徴

❷ アフェレシスのやりかたと寛解導入療法

❸ アフェレシスを行うタイミングとアフェレ
シス向きの患者さん

❹ アフェレシスによる寛解維持療法

ⓖ チオプリン製剤の使いかたと注意点 …………………………………… 70

❶ チオプリン製剤の特徴

❷ チオプリン製剤と *NUDT15* 遺伝子多型

❸ チオプリン投与対象と投与開始するタイ
ミング

❹ チオプリン製剤の使いかたの実際

❺ アザチオプリンとメルカプトプリンの使
い分け

❻ チオプリン製剤の副作用とその対策

ⓗ 重症, 難治例に対する advanced therapy ……………………………… 76

❶ adcanced thrapy の種類と特徴

❷ 一般医における Bio/JAK の使いかた

❸ 一般医に使いやすい Bio/JAK について

❹ その他

第3章　実践, UC診療

ⓐ 状況別標準治療と処方の具体例 ……………………………………………… 86

❶ 直腸炎型

❷ 中等症軽めの左側型～全大腸炎型

❸ 中等症重めの左側型～全大腸炎型

❹ 重症

ⓑ 初期治療がうまくいかないとき (5-ASA不耐, ステロイド抵抗性・依存性) の対処法 94

❶ 5-ASA 不耐時 (副作用で使えない) の
対処法

❷ ステロイドが効かないとき (ステロイド
抵抗例) の対処法

❸ ステロイドが切れないとき (ステロイド
依存例) の対処法

ⓒ 5-ASAでもう一歩のときの対処法 ……………………………………… 100

❶ 5-ASA でもう一歩をなぜちゃんと考える
べきなのか?

❷ 5-ASA でもう一歩のときの対処法

ⓓ シチュエーション別再燃時の治療変更の方法 ……………………………… 104

❶ 5-ASA のみ使用時に再燃

❷ ステロイド漸減中に再燃

❸ チオプリン製剤で維持治療中に再燃   ❹ advanced therapy 使用中に再燃

Ⓔ いつまで治療を継続するかと薬剤減量のしかた ······················· 108

❶ UC はいつまで治療を継続するのか？   ❹ ステロイドの減量，中止法

❷ 薬の減量の考えかた   ❺ 局所製剤の減量，中止法

❸ 5-ASA 製剤の減量法（5-ASA のみ   ❻ チオプリン製剤，advanced therapy の
で寛解維持療法をしている場合）   減量，中止法

第4章　外来フォロー

Ⓐ 外来診療の心構え，診察法など ······················· 114

❶ 心構え   ❸ 診察頻度と診療予約

❷ 外来診察法

Ⓑ 外来で行う検査とその見かた ······················· 123

❶ 全般   ❺ 内視鏡検査

❷ 血液検査   ❻ その他

❸ 便検査   ❼ 各検査の検査間隔，頻度

❹ 腸管エコー検査

Ⓒ 再熱の診断 ······················· 131

❶ 再燃のきっかけは？   ❸ 再燃形式は？

❷ 再燃の診断は？　感染性腸炎合併など   ❹ 再燃の病勢と範囲の推定
との鑑別は？

Ⓓ 紹介と逆紹介 ······················· 134

❶ どこまで診てどこから紹介するか？   ❸ 臨床情報提供書に記載すべき事項とは？

❷ 紹介先の選びかた   ❹ 逆紹介を依頼されたら？

Ⓔ UCからの発癌とその対策 ······················· 140

❶ UC からの大腸発癌のしくみと通常の大   ❸ 発癌のサーベイランス法
腸癌との違い   ❹ dysplasia/cancer の治療法

❷ 発癌率はどれくらいであり，リスク因子   ❺ 発癌予防
は何か？

Ⓕ 手術療法の適応とタイミング ······················· 146

❶手術の適応   ❸ 患者さんは手術後どのような生活になる
のか？

❷術式   ❹ 手術の合併症

第5章　スキルアップ

Ⓐ 食事をどう指導すればよいか？ ················ 152

❶ UC に対する食事療法のエビデンスはほとんどない

❷ 厳格な食事療法は状態を改善する可能性はあるが，若い人には無理

❸ エレンタールなどの栄養剤は好ましくない

❹ お酒がいけないとのエビデンスもない

❺ 食事制限の患者さんの QOL を下げてはいけない

Ⓑ 日常生活を制限すべきか？ ···················· 156

❶ 制限すべき日常生活はない

❷ 学校での生活，学校行事を含む旅行，その他

❸ UC の治療目標をもう一度よく考えよう

Ⓒ 服薬アドヒアランスを上げるコツ ·············· 158

❶ UC 患者の服薬アドヒアランス

❷ 服薬アドヒアランスを上げるコツ

❸ 局所製剤のアドヒアランスを上げるコツ

❹ アドヒアランス向上のために日常診察で心掛けること

Ⓓ UC患者へのワクチン，予防接種 ·············· 162

❶ ワクチンの種類と考えかた

❷ 成人における各生ワクチンと対処法

❸ 免疫抑制治療開始前に生ワクチンを接種するか？

❹ UC 患者が出産した乳児への生ワクチンについて

❺ 免疫抑制治療患者にそもそもワクチンは有効なのか？

Ⓔ 小児例の特徴 ································ 167

❶ 小児は何歳くらいから発症するか？

❷ 小児 UC の特徴

❸ 小児例の治療

❹ 小児だからとくに気を付けること

Ⓕ 高齢者UCへの対処法 ························ 171

❶ 高齢者 UC の特徴

❷ 高齢者 UC の治療

❸ 介護が必要な高齢者の UC

Ⓖ UCの貧血の対処法 ·························· 173

❶ UC の貧血の特徴と診断

❷ UC の貧血の治療法

Ⓗ 腸管外合併症の種類とその対策 ················ 174

❶ 腸管外合併症とは

❷ 皮膚病変

❸ 関節炎，関節痛

❹ 膵炎，高アミラーゼ血症

❺ その他のまれな腸管外合併症

Ⓘ その他の合併症（CMV感染症，*C. difficile*感染症，血栓症） ········ 176

❶ 感染症

❷ 血栓症

Ⓙ UCの妊娠・出産の考えかた ……………………………………… 178
- ❶ 妊娠経過にもっとも影響を与えるのは薬ではなく疾患活動性である
- ❷ 妊娠中に活動性が変わる場合がある
- ❸ 妊娠中の薬剤投与について
- ❹ 授乳について
- ❺ 新生児の予防接種について

Ⓚ 難病医療費助成制度のしくみと申請方法 ……………………… 181
- ❶ 難病医療費助成制度について
- ❷ 申請方法
- ❸ 申請時，更新時の注意点
- ❹ 小児慢性特定疾病について
- ❺ その他の社会制度について

コラム

UCの発症原因は？　なぜ日本で増えているのか？ ……………………… 7

そのUCの常識はもう古いかも ………………………………………… 10

UCをプライマリ・ケア医や非専門医が診るべき理由 ………………… 32

漢方薬，健康食品，プロバイオティクスと糞便移植 …………………… 46

新薬，新規治療の開発状況 …………………………………………… 83

UC患者は何に困っているのか？ …………………………………… 121

他の病気の薬や下痢止めを飲ませてよいか？ ……………………… 155

UCと新型コロナウイルス …………………………………………… 165

特殊なUC …………………………………………………………… 183

第1章

診　断

SECTION

A 潰瘍性大腸炎（UC）とはどんな病気か？

ここがキモ！

・免疫異常が原因で発症する慢性の大腸炎
・若年者に発症するのが特徴的だが，全年齢層で発症しうる

❶ 疾患概念と発症原因

　潰瘍性大腸炎（ulcerative colitis；UC）は大腸に慢性の炎症をきたし，下痢・血便などを引き起こす疾患です．発症は免疫機構の異常によりますが，異常をきたす根本原因はわかっていません．しかし，いわゆる炎症性腸疾患（inflammatory bowel disease；IBD）の疾患感受性遺伝子といわれるものが200以上見つかっていること，発症に人種差があること，もともと西欧諸国に多い疾患であったのが，最近，日本をはじめとする東アジアで急激に増えていること，などを考えると，遺伝的要因，食事や衛生状態などの環境要因など，いくつかの因子が関与して発症に至るものと考えられています．近年では，腸内細菌叢の影響も示唆されています．ただし，UCの活動期では腸内細菌の攪乱（dysbiosis）が起こっていることはわかっていますが，それがUCの原因なのか結果なのかははっきりしていません．

❷ 好発年齢，性別，罹患人数の推移，発症のリスク因子

　UCをもっとも発症するのは20歳代です．ただし，小児から高齢者までどの年代でも発症します．60歳を過ぎて発症することも決してまれではないので，年齢からだけでUCを否定してはいけません．後述するように，喫煙者はUCになりにくいので，禁煙をしたタイ

ミングで発症する人もいます．男女比はほぼ 1：1 です．

　日本では現在 30 万人程度の患者さんがいると見込まれ，毎年 1 万人程度発症しています．死ぬような病気ではないので，有病者数は毎年 1 万人ずつ増加しています．将来は 50 万人程度まで増えるのではないかと予想されます．

　発症のリスク因子としては，IBD の家族歴，禁煙，虫垂を切除していないことなどが挙げられます．食事の西欧化（肉食，高脂肪食）は疫学的推移からしてリスク因子と考えられますが，確固たるエビデンスがあるわけではありません．

教えて！加藤先生！

UC には喫煙がなぜ良いのか？

　UC は喫煙が良い影響をもたらす数少ない病気の 1 つです．喫煙者は UC になりにくく，UC 患者が喫煙すると病勢が改善する例があります．喫煙の何が良いのかはわかっていませんが，昔，いまは禁煙用に使われるニコチンパッチが UC の治療に使えないかどうか臨床試験が行われたことがありました．その結果は New England Journal of Medicine にも掲載されていますが，ある程度有効性が認められています．

❸ 病態と症状と自然史

　大腸の炎症による下痢，血便がほぼ必発です．直腸炎型では下痢がなく，血便のみということが多いです．病状が進むと，腹痛，発熱などをきたすようになります．

　一旦発症すると，生涯継続します．ただ，**その継続パターンは，再燃寛解型と慢性持続型に分かれます**（図 1, 2）．再燃寛解型は，調子の悪いとき（下痢や血便の症状が出現する）と，症状のほとんどない時期を繰り返すものです．症状がないときは，治療を行わなくても悪化しないこともしばしばあります．こういう患者さんは，寛解期には本当は治療を中止してもよいのだと思いますが，再燃時期が予測できないこと，薬を中止して再燃した場合に，往々にして非常に重症な再

燃をきたすことがあることより，寛解期にも寛解維持療法を継続したほうがよいとされています．一方，慢性持続型は，放っておくとずっと症状が続く人です．こういった人は当然，治療はずっと継続しなければなりません．

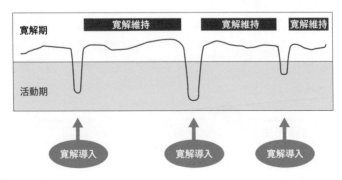

図1 再燃寛解型

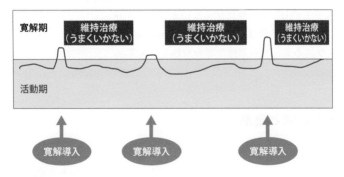

図2 慢性持続型

❹ 治療コンセプトと予後

具体的な治療法はのちの項で詳しく述べますが，現状では完治させる治療法はありません．一方で，平均寿命は一般人と変わりがないといわれています．したがって，**治療のコンセプトは症状を抑え，社会生活の部分も併せて日常のQOLを保つことにあります**（図3）．UCの長期罹患では大腸発癌のリスクが上昇することが知られていますが

症状改善・寛解	
内視鏡的寛解	
病勢が安定し，現在・将来の社会生活を問題なく過ごせること（学校，仕事，結婚，妊娠・出産，子育て，親の介護など）	

図3 UC の治療目標

（p.140, 第4章E参照），大腸発癌率は炎症をしっかり抑えることで低下します．したがって，腸管の炎症をしっかりとることが重要です．

❺ 他の疾患と比較した UC の特徴

a 死なないけど治らない疾患であること

死なないけど治らない疾患というのは山ほどあります．例えば，糖尿病や高血圧などの生活習慣病もそうです．しかし，UC がそれらの生活習慣病と違うところは，①下痢，腹痛などの不快な症状があること，②比較的若年で発症すること，③一方で，命にかかわる合併症は少ないこと，などが挙げられます．これらの違いは，生活習慣病薬と IBD の薬の臨床試験のエンドポイントを考えてみるとわかりやすいです．生活習慣病では，その主要エンドポイントは，生命にかかわる合併症の発現（心筋梗塞など）ですが，IBD の薬は投与開始後1年後の寛解率などです．一生続く IBD のエンドポイントが1年では本当はわからないのですが，生命にかかわることが起こらない代わりに不快な症状がある，という疾患ではこういうエンドポイントにせざるを得ないのです．

b 多様性に富んだ疾患であること

病態だけをみても，直腸炎型の非常に軽いものから，全大腸炎型で

大出血して手術になるようなものまでさまざまです．治療面からみてみると，5-ASA（5-アミノサリチル酸）だけでよい人，ステロイドが必要な人，ステロイドが効かない人，などいろいろあり，とくに近年開発が進んでいる生物学的製剤についても，効果は確実でなく，さまざまな作用機序のものが効く人と効かない人がいます．前述のように疾患感受性遺伝子も非常にたくさんあることから，一概にUCといっても，表現型が似ているだけで，実はさまざまな似たような疾患の集合体，すなわち，症候群であると考えられます．

C 社会背景が多様であることを治療に反映させなければならないこと

若い人が罹患し，その後完治することなく，病気をもったまま生活していく，ということは，その若い人が病気をもっていても通常の社会生活を普通に過ごせるようにする，というのが大きな治療目標となります．炎症を抑えることができても，その治療により，社会生活に支障をきたすようならその治療はよくないかもしれません．学校，仕事，結婚，妊娠・出産，子育て，親の介護など，その人の社会生活がきちんと送れるようにすることを常に考えて診療しなければなりません．

UC の発症原因は？　なぜ日本で増えているのか？

　UC の本態は免疫系の異常です．じゃあ，なぜその免疫異常が起こるのか？　ということはあまりわかっていません．いえることは，原因は 1 つではない，ということです．なぜそうなのかというと，そもそも UC という疾患が単一疾患ではないと考えられるからです．UC の病態は患者さんごとに非常に多様です．直腸炎型と手術を要する全大腸炎型のひどいやつ，両方とも同じ UC というのもなんだか解せません．ある薬が効く人と全然効かない人がいます．これも同一疾患とは思えないことの 1 つです．また，かつて IBD の疾患感受性遺伝子を探索する研究がたくさん行われましたが，結局，IBD の疾患感受性遺伝子といわれるものは 200 以上見つかっています．ということは単純計算で 2 の 200 乗以上の種類があることになります．以上のことより，UC を引き起こす原因も多様であると推測されます．

　しかし，原因を大きく分けるとやはり遺伝子的なものと環境要因に分けられると思います．遺伝子的なものは数十年くらいで変化はしないと思うので，やはり日本の環境が変わったこと，環境のなかでは，やはり食事と衛生状態が良くなった（西欧化した）ことが原因なのだと思います．ただ，よく考えてみると，UC が日本で増え出した 1990 年頃にはすでに日本人の食事の西欧化や衛生状態の改善はほぼ現在と同じくらいになっていたはずです．食事でいうと 1970 年代にはほぼいまと同じような感じ（動物性蛋白や脂質の摂取量がいまと同じになるのがその頃）になっていました．ここからは仮説なのですが，食事や衛生状況が変わって，20 年くらいたって疾患が増える，また，20 歳代くらいに一番発症する疾患，ということを考えると，環境要因に曝露されて 20 年くらいたって疾患が発症する，ということなのだと思われます．20 年のうちに何が変わるのか？　それが，腸内細菌なのかもしれません．

SECTION

B UCを疑う患者像

ここがキモ！

・下痢，血便が2週間以上続く患者さんは積極的にUCを疑う
・必ずしも若い人とは限らない

❶ どんな患者さんがきたらUCを疑うか？

a 下痢，血便の症状のある患者さん

UCでは，下痢，血便がほぼ必発であるため，これらの症状があり，かつ，症状がおおよそ2週間以上続く患者さんは積極的に疑います．なぜ2週間かというと以下の2つが，理由として挙げられます．

① 一番鑑別が必要な感染性腸炎では，症状が2週間以上続くことはまれであること
② 好発年齢である若い人が，さほどひどくない下痢症状で，医師の診察を受けにくるまで2週間くらいかかること

多くの患者さんは，便回数は10行/日以内で，全身状態は悪くなく，さほど重篤感はありません．「下痢がおさまらないのですがなぜでしょう？」というような感じで受診してくることが多いです．もちろん，もっと重症の場合もあり得ますが，どちらかというと，感染性腸炎（で医師を受診する）患者さんのほうが重篤感があります．

若い人は，通常かかりつけの医療機関がないこと，仕事や学校などでなかなか受診する暇がないことなどから，さほど重篤でない（と本

人が感じている）場合には，医療機関を受診するのに症状出現からお
およそ 2 週間はかかることになります．

　もちろん，若い人（20 歳代前後）は積極的に疑いますが，小児で
も高齢者でも発症しうるので注意が必要です．

b　便や紙に血が付く，または便潜血陽性の患者さん

　直腸炎型などのもっと炎症の軽い患者さんは，下痢をすることな
く，便に血が付く，紙に血が付く，という訴えの人も多いです．当
然，痔疾の人のほうが多いですが，このような訴えの人にも（多くは
直腸癌の鑑別目的で）大腸内視鏡はしますから，その際に UC が見
つかることがあります．

　また，本人が血便などにあまり頓着しない人の場合，健康診断の便
潜血陽性で大腸内視鏡を行ったら，直腸炎型の UC であった，とい
うこともしばしばあります．

c　UC のリスク因子をもつ患者さん

　UC 発症のリスク因子として，診断過程で重要なのは，IBD の家
族歴と禁煙歴くらいです．いずれも下痢，血便の症状のある患者さん
の場合，UC である確率が多少上がる，という程度のものです．

コラム

そのUCの常識はもう古いかも

　UCは日本で患者数も増え，治療法も増えています．みなさんがUCに対してもっているイメージや治療法に関する知識は，以前とはもう変わっているかもしれません．

❶　UCは希少疾患？

　UCは，厚生労働省の難病に指定されています．したがって，希少疾患かというと，いまではもうそうではありません．UCが難病に指定されたころ（1970年代）には，確かに希少疾患でした（患者数が1万人以下）．しかし，1990年頃から年間1万人ほどのペースで急激に増加しはじめました．おおむね，生死にかかわるような疾患ではないため，発症した患者数はそのまま毎年積みあがっていき，現在では，30万人以上の患者さんがいると推定されています．この30万人という数字ですが，日本人の約400人に1人となり，みなさんの周りにも1〜2人はいる計算になります．消化器疾患の全体からいっても，もはや1〜2位を争う患者数の多さといってよいでしょう．

❷　UCは若い人の病気？

　UCといえば若い人の病気，というイメージがあるかもしれません．たしかに，発症年齢の中央値は20歳代後半くらいにあります．しかし，UCは50歳になっても60歳になっても新規発症することがあります．しかも，なぜだかわかりませんが，近年，高齢での発症割合が増加しています．したがって，若くないから，という理由だけで血便症状のある患者さんの鑑別診断からUCを外してはいけません．

　さらに，UCはめったに死ぬような病気ではありませんから，UCを発症した人はUCをもったまま徐々に年をとっていきます．上述のように日本でUC患者数がいまのペース（年間1万人前後）で増加し出したのが，おおよそ1990年頃からです．その頃からすでに30年以上たち，発症当時比較的若かった患者さんも徐々に高齢化してきています．それに加

えて，UC は再燃，寛解を繰り返す病気ですが，年齢とともに病勢が衰えることはあまりなく，80 歳になっても 90 歳になっても再燃することがあります．したがって，実臨床で診療する UC 患者は決して若い人ばかりではないのです．

　なお，余談ですが，炎症性腸疾患でもクローン病(CD) は若年発症が圧倒的に多く，おそらく 80% 以上は 20 歳未満で発症しているものと思われます．また，CD は年をとるとあまり病勢が活発でなくなる例が多くみられます(例外はあります)．

❸　UC の難治例はステロイドが切れなくてもしょうがない?

　かつて，まだ生物学的製剤がなく，チオプリン製剤の使用も一般的でなかった時代 (2005 年頃より以前) には，5-ASA 製剤ではコントロールできない UC では，ステロイドを使うしかありませんでした．したがって，いまでも，UC とはステロイドを出し入れしてコントロールするもの，というふうに考える人がいます．しかし，いまはもうそんな時代ではありません．本書で述べるような IBD 治療薬の進歩というものは，分子標的薬も含め，いかにステロイドを使わないで UC をコントロールするか?という先人の医師たちの思いから発したものです．いまは，UC において，ステロイドをだらだら使い続ける，というのは間違った医療です．現在，米国で IBD に対してステロイドをだらだら使用し続けたあげく，ステロイドの合併症をきたした場合，訴えられる可能性があり，訴えられたらまず負けます．こと UC においては，いかなる新薬でもコントロールできない場合でも(そういったことは決してまれではない)，大腸全摘の手術をする，という方法が残されています．ステロイドの合併症よりも手術をしたほうがのちのちの QOL はおおむね良くなります．いまは(本当は昔も) UC にステロイドを使い続けてはいけないのです．

　では，ステロイドを一切使ってはいけないのか?というと決してそうではありません．ステロイドは短期的に使う場合には，いかなる新薬よりも切れ味鋭く効果がみられます．ステロイドは病態に合わせて上手に使うことが大事なのです．

❹ 難病だから下痢したりするのはしょうがない?

　以前と比べ，薬の選択肢が増えたこと，病気の管理が上手にできるようになったことなどから，いまは，症状の改善だけでなく「粘膜治癒」を目指すべき，などといわれています．個人的には，薬を使用している必要はあるが，症状がまったくなくなり，病気になる前の状態と同じになったとき，というのはほぼ粘膜治癒と同等だと考えています．だから，難病だから下痢をしたりするのはしょうがない，ことはないのです．症状のまったくない状態≒粘膜治癒は多くの患者さんで達成できるので，それを目指すべきなのです(ただし，現在の治療薬ではそれを達成できない患者さんも少なからずいることも確かです).

C どのように診断するか？

ここがキモ！

・UC 診断に絶対的な基準はなく，とくに病理が絶対的診断でないことに注意する

a UC の診断でとっても大事な総論

i 病理が絶対的診断ではない！

　UC の診断で「この検査がこうだったら，確実に UC」といえるものはありません．とくに，病理診断が確定診断でないことに注意しましょう．消化管の疾患だと，ついつい胃癌や大腸癌と同じく病理診断が絶対的診断であると勘違いしがちですが，癌と違って炎症は病理では確定診断できません．それは，炎症性疾患は異常な細胞があるわけではなく，正常な細胞が集まってできるものだからです．病理診断は異常な細胞を検出することを得意としますが，正常な細胞の集まりかたを特異的に判断するのは難しいのです．病理医の所見をよく読むと「UC として矛盾しない」と書いてあるだけです．それはおおむね感染性腸炎やその他の腸炎でも矛盾はしないのです．有名な陰窩膿瘍は，感染性腸炎でもしばしば観察されます．

　また，UC の病理所見でまれに，「非乾酪性肉芽腫」が観察されるなど，ある特異的な腸炎寄りの診断が返ってくることがあります（この場合，クローン病〈Crohn's disease；CD〉）．しかし，内視鏡所見がどう見ても CD でなく典型的な UC である場合は，まず UC です（小児例や内視鏡所見が典型的でない場合は別です）．そういった意味でも，**病理診断を過信せず，主治医が総合判断をすることが求め**

られます.

ⅱ 内視鏡所見でも, 確実な診断ができない場合もある

病理が確実でないなら, 内視鏡所見による診断なら確実か, というとそんなこともありません. 内視鏡所見も「直腸から連続性びまん性の発赤, 浮腫, 血管透見消失, 接触出血, びらん」などのわかりやすい典型所見があればよいですが, そうでもないことはままあります. 感染性腸炎, とくにカンピロバクター腸炎とは, 内視鏡的に非常に類似し, 鑑別が難しい場合もあります.

ⅲ 確実な診断法はなく, 知識と経験, そしてちゃんとした診察が必要

内視鏡所見も病理も絶対的診断とならず, 結局, 問診, 臨床検査, 内視鏡, 病理などの総合診断となります. そのなかでも大事なことは, 次の3つです.

①血便があり, 症状が2週間以上続く
②便培養が陰性, 下痢をきたすような常用薬剤, 放射線治療歴などがない
③UCに矛盾しない内視鏡像, 病理像

知識, 経験がものをいう場合もあるので, 自分で診断しきれないときは, 専門医などの意見を聞くことも重要です.

ⅳ どうしても確定できない場合, 経過をみる

では, 専門医なら確実に診断できるかというと, 必ずしもそうでもありません. 実は結構迷う症例はあります. とくに専門医になればなるほど, 感染性腸炎を誤ってUCと診断して一生治療を継続, などとしてしまうことがないよう慎重となります. どうしても迷う場合は, 結局無治療で経過をみて, 再燃するかどうかで判断をせざるを得ない場合があります.

b 診断のための診察, 検査各論

ⅰ 問診

・下痢, 血便の有無, 排便回数, いつから症状があるか?

どんな下痢か，血液はどのように出るのか？ などいろいろありますが，どのような状態でもUCの可能性があります．具体的な症状を聞くことは，UCとしたらどの程度の重症度か，罹患範囲はどのくらいか？ を推定するのに役立ちます（**p.117, 第4章A参照**）．また，上述のように，基本は2週間以上症状が継続していることを確認します．

・過去に同様のエピソードがあったか

UCは，再燃と寛解を繰り返す病気であり，患者さんによっては，過去に下痢，血便といった同様のエピソードがあって自然軽快した経験のある人がいます．そのようなエピソードを聞き出せればUCである可能性が高くなります．

・肛門症状

UCと鑑別が必要なCDでは肛門病変を高率に合併します．肛門症状（排便時の肛門部の痛み，肛門部の腫脹など）がある場合は，UCよりもCDを疑うサインとなります．

・IBD 家族歴

IBDの家族歴を聞く際は，患者さんに「潰瘍性大腸炎」とか「炎症性腸疾患」とか言ってもわからないので，「血のつながった方に腸の病気の方はいますか？」などと聞くのがよいでしょう．

・常用薬剤

下痢の症状があるとき，それが薬剤性でないかどうかを問診するのは必須です．鑑別診断の意外な落とし穴になります．したがって飲んでいる薬についてはすべて申告してもらいます．とくに抗菌薬，NSAIDsなどが要注意です．

ⅱ　身体診察

身体診察ではあまり有意な所見がないことが多いです．腹部も圧痛があることは少なく，左下腹部などを押すと少し違和感がある程度，ということが多いです．

ⅲ　臨床検査

まずは，便培養を提出してください．UCの診断には便から病原性の細菌が検出されないことが必要です．ただし，最近の細菌検査機器

は質量分析器を使用して非常に高感度になっているので，ごくわずかの病原性菌を拾ってしまうことがありますので注意してください．検出された菌が有意なものかどうかは臨床経過をみないとわからない場合があります．

血液検査は，中等症までなら異常のないことも多いです．軽度の貧血，低アルブミン血症，CRP および赤沈の高値，血小板数高値などがみられることがあります．

iv 内視鏡検査

直腸から連続性，びまん性の炎症所見，というのが教科書的です．粘膜が全体に腫れあがる，というようなイメージです．「潰瘍性」大腸炎という名前がついていますが，「潰瘍」ができるのは重症例のみで，通常は粘膜病変または浅いびらんまでです（**図4**）．また，直腸に病変がないことはしばしばあり，ずっと連続性でなく，一部スキップして病変が存在することもあります．左側結腸に病変がなく，右側結腸のみにびまん性の炎症所見が認められるものもあります（**図5**）．慣れてくれば，非典型例でも UC らしいとわかるようになります．

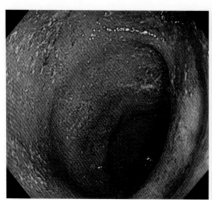
比較的 mild

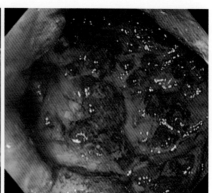
重症例で潰瘍出現

図4 典型例

下行結腸と肝湾曲にのみスキップして炎症のある症例

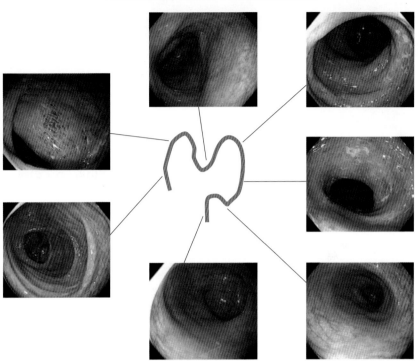

図5 非典型例

ⅴ 病理検査

　上述のように，UC に特異的な病理像はありません．ただし，慢性的な長期の炎症を示唆する腺管の萎縮やねじれの存在，basal plasmacytosis（粘膜の深いところに形質細胞の浸潤がみられること）などがみられる場合は UC である可能性が高くなります．

SECTION

鑑別診断と鑑別法

・感染性腸炎との鑑別のため，必ず便培養検査を行うこと
・薬剤性腸炎の頻度は比較的高く，患者さんの飲んでいるすべての薬
　をリストアップする必要がある

　UC の典型例では診断は比較的容易ですが，ときに鑑別が難しい場合もあります．ここでは鑑別の必要な主な疾患について述べます．

❶ 感染性腸炎

a 感染性腸炎一般論

　通常の細菌性やウイルス性の感染性腸炎では，症状の発現が急激であり，2～3日で自然軽快する，という特徴があります．症状が2週間以上続くことはまれです．また，しばしば嘔気，嘔吐などの上腹部症状を伴います．下痢はしますが，血便であることはやはりまれです．炎症を起こす部位は，回腸から右側結腸であることも多いです（左側結腸に炎症を起こすことも別にまれではありませんが…）．内視鏡像は，UC と類似する例でも，炎症が非連続性であったり，炎症の強いところ弱いところが混在して不均一であったり，粘液が目立ったりします．

　以上を考えると，2週間以上血便が続き，上腹部症状は通常伴わないUC との鑑別は簡単なように思いますが，実際にはときどき困ることがあります．とくに以下のような疾患は要注意です．

b　カンピロバクター腸炎

　UCとの鑑別がもっとも問題となる感染性腸炎は，カンピロバクター腸炎です．それにはいくつか理由があります．

①カンピロバクター腸炎は細菌性腸炎のなかでは，いま日本で発症者が一番多い疾患であること
②たまに血便をきたすこと
③たまに2週間以上，症状の続く人がいること
④内視鏡像が酷似する例があること
⑤潜伏期が比較的長く（～1週間）食事との関連性がわかりづらいことが多い　など

　鑑別は，とにかく便培養を提出することです．どんな食材でも原因となり得ますが，鶏肉経由であることが一番多く，とくに生や加熱が十分でない鶏肉の摂食がないかどうかの問診は重要です．内視鏡では，バウヒン弁にべったり粘液が付着している，というのが典型的ですが，ない場合もあります（図6）．

c　アメーバ腸炎

　アメーバ原虫の腸管内感染です．アメーバ腸炎の主症状は慢性または間欠的な粘血便であることが多いです．したがって，症状からはUCとの鑑別が難しい例があります．ただし，大腸内視鏡所見は，直腸と盲腸にみられる，たこいぼびらん様の所見が特徴的です（図6）ので，内視鏡的にほぼ鑑別が可能です．少なくとも，UCではなさそう，ということはわかるはずです．確定診断は，びらんに付着している粘液をすぐにそのまま鏡検する，というのがもっとも高感度です．病理に出してしまうと，標本作成の過程で，粘液にいるアメーバが失われてしまい，診断がつかない場合があります．なお，現在のアメーバ感染症の多くは性行為感染症として広まっており，とくに，男性同性愛者では頻度が高いです．

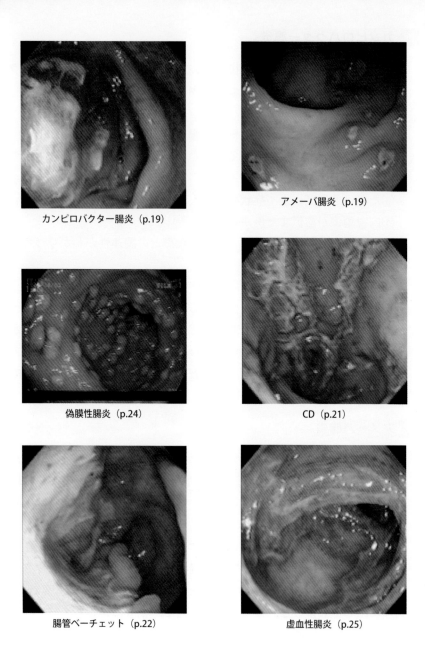

カンピロバクター腸炎 (p.19)

アメーバ腸炎 (p.19)

偽膜性腸炎 (p.24)

CD (p.21)

腸管ベーチェット (p.22)

虚血性腸炎 (p.25)

図6 鑑別疾患

(加藤順：腸炎の鑑別, 学研メディカル秀潤社, 2019 より許諾を得て転載)

表1　感染性腸炎の鑑別法

問診・診察	・発症が急激でないか？ ・発症からどのくらい経過しているか？ ・上腹部症状はないか？ ・血便は本当に出ているのか？ ・生の鶏肉などを食べていないか？ ・おなかの右側と左側を押してどちらが痛がるか？
検査	・便培養を提出したか？ ・どんな菌が検出されたか？
内視鏡	・炎症は連続性か？ ・炎症は均一か？

d　腸結核

　腸管への結核菌感染症であり，慢性の下痢，発熱などで発見されることがあります．右側結腸から回盲部中心に輪状傾向の潰瘍やびらんを特徴とします．血便は通常みられません．内視鏡的に UC と間違えられることはまずありません．CD とはときにまぎらわしいことがあります．病変部から結核菌培養と PCR を提出しますが，しばしば偽陰性になります．インターフェロンγ遊離試験（IGRA）は陽性になる人とならない人がいますが，陽性なら積極的に疑います（表1）．

❷ CD などの他の IBD

a　CD（Crohn's disease；クローン病）

　CD は UC と並ぶ炎症性腸疾患です．日本では UC の有病者の約 1/4 であり，より若年者に多いため，日常診療では UC ほどは出会わないと思います．UC と CD は内視鏡検査をすると，通常は鑑別は容易です．典型的な内視鏡像はいわゆる縦走潰瘍，不整形潰瘍，敷石像などで，非連続性であること，びまん性でない（1つの内視鏡視野に，潰瘍のある部分と潰瘍がなく正常っぽい部分が混在している）こと，UC のように腫れあがる炎症ではなく，潰瘍を形成すること，どちらかというと右側結腸に病変がみられることが多いこと（左側がメ

インの例もあります）などです（**図6**）.

ただ，小児例などでは，ときにUCともCDともいえず，鑑別が難しいような症例があります.

その他，重要な鑑別点として以下があります.

①肛門病変（痔瘻，肛門周囲膿瘍）を伴うことが多い

②血便はあまり出ない．腹痛と下痢が症状として多い

③UCよりも若年者が多い（10歳代後半がもっとも多い）

④口内炎，結節性紅斑，関節炎の合併率が高い

⑤上部消化管に所見が出ることがある（胃の竹の節所見，食道潰瘍，十二指腸潰瘍）

⑥病理で非乾酪性肉芽腫がみられること（この所見は特異性が高いが，生検病理では検出できないことのほうが多いこと，まれにUCでもみられることに注意が必要）

若年者の慢性下痢や間欠的な発熱，血便などがあるものの，大腸内視鏡検査でまったく所見がない（正常である）場合，もちろんUCではありませんが，CDである可能性があります．小腸型のクローン病は大腸内視鏡ではわかりません.

b 腸管ベーチェット病

全身性疾患のベーチェット病の病変が腸管にみられるものです．回盲部にバウヒン弁を巻き込むように類円形の潰瘍を形成するのが典型的です（**図6**）．これも典型例でUCとの鑑別で困ることはありませんが，多くの非典型例があるため，まれにUCと類似することがあります．繰り返す口内炎がほぼ必発ですが，ベーチェット病に特異的な眼病変（ぶどう膜炎）はみられないことが多いです．その他，関節炎（肩や膝などの大関節が多い）も比較的よくみられます（**表2**）.

表2 CD・ベーチェット病の鑑別法

問診・診察	・肛門症状, 口内炎などはないか？ 原因不明の関節痛, 結節性紅斑などはないか？ 　（ただし, 関節痛や結節性紅斑はUCでもときにみられます） ・下痢と腹痛, どっちが困っている？ 　（CD・ベーチェット病は腹痛の頻度が高いです） ・便の性状は血便なのか？ ただの下痢か？
内視鏡	・通常はびまん性, 連続性でないので鑑別は容易

❸ 薬剤性腸炎

a 抗菌薬による腸炎

　抗菌薬を投与された患者さんが下痢をすることはしばしば観察されます．抗菌薬による腸内細菌攪乱によるものですが，通常は投与終了とともに改善し，血便が出るようなこともないので，UCとの鑑別に困ることはありません．しかし，以下の疾患には要注意です．

ⅰ 抗菌薬関連出血性大腸炎

　抗菌薬を内服開始した2～3日後に突然血性下痢をきたすことがあります．通常，腹痛を伴います．内視鏡像は比較的UCと類似しており，びまん性の炎症をきたします．が，通常，罹患範囲は右側結腸のことが多いです．原因は菌交代ともアレルギーともいわれていますが，詳しいことはわかっていません．*Klebsiella oxytoca* という細菌が検出されることが多いですが，その病原性についてもはっきりはしていません．

　UCとの鑑別は，①抗菌薬服用2～3日後に突然発症すること，②腹痛などを伴い，病状が結構シビアであること，③内視鏡による病変範囲が右側であること，④便培養で *K. oxytoca* が検出されること（されないこともあります），などです．とにかく，抗菌薬服用の問診が重要です．

　アモキシシリンなどのペニシリン系の経口抗菌薬で起こりやすいですが，近年は処方機会が減ったためか，あまりみられなくなりました（他の抗菌薬でも起こることはあります）．

ⅱ　偽膜性腸炎（*Clostridioides difficile* 感染症）

　抗菌薬投与による腸内細菌叢攪乱により，*C. difficile* が異常増殖して下痢をきたすものです．典型例では，腸管内に偽膜を形成する偽膜性腸炎を呈します（図6）が，呈さないこともあります．CDトキシンという毒素を出すことにより下痢をきたします．*C. difficile* は嫌気性芽胞形成菌であり，通常の便培養では検出されないことも多いですが，抗菌薬投与歴があること，血便は通常きたさないことより，UCとの鑑別は通常容易です．

　なお，UCの経過中に *C. difficile* 感染を合併し，難治化することがあります．これについては別項（**p.177, 第5章Ⅰ**）で解説します．

b　NSAIDs による腸炎

　NSAIDs による消化管障害は，胃だけでなく腸にも起こります．ロキソプロフェンなどは，小腸，大腸に潰瘍を形成しやすく，メフェナム酸（ポンタール®）やフルフェナム酸（オパイリン®）などは，腸炎をきたしやすいです．このような NSAIDs による腸炎で下痢，血便をきたすことがあり，まれに UC との鑑別が問題となる場合があります．NSAIDs による腸炎の内視鏡像は，比較的右側結腸に多いまだらなびまん性炎症であることが多く，内視鏡像だけからは UC とは判別が難しい例もあります．

c　Collagenous colitis

　これは，腸管の上皮直下に collagen band の肥厚を形成して下痢をきたす疾患です．原因は不明なことも多いですが，日本では薬剤性によるものが多く，とくにプロトンポンプ阻害薬（PPI）のランソプラゾールによるものが非常に多いです．中高年の女性に多くみられます．なぜかランソプラゾールに特異的に多く，他の PPI では滅多にみられません．ランソプラゾール以外では，NSAIDs でも報告されています．内視鏡像は，粘膜の脆弱性から筋状のびらんを呈することもありますが，正常なことも多いので，薬剤処方歴からこの疾患を疑った場合は，内視鏡像が正常でも生検をして診断しなければなりま

せん．これも，血便はきたさないことから UC との鑑別は容易です
が，知っておくべき疾患といえます．

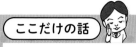

ここだけの話

下痢を診る医師はランソプラゾールを出さない

　最近は，GERD（胃酸逆流症）症状を訴える患者さんが増えたことや，アスピリン内服時などにも PPI の併用が行われることなどから，PPI の使用頻度が増えています．しかし下痢を診る医師は，通常ランソプラゾールだけは処方しません．他の PPI を処方します．たまに他科からの下痢の鑑別診断を依頼されたときに，ランソプラゾールを飲んでいたら，まずそれを中止するように伝えます．

d 免疫チェックポイント阻害薬による腸炎

　これはやや特殊です．というのは，免疫チェックポイント阻害薬による腸炎は，自己免疫機序で起こっており，基本的に UC と病態が変わらないからです．ステロイドや抗 TNFα抗体を使用するところも同じです．遭遇したら，UC と思って対処するほうがよいかもしれません（p.183, コラム「特殊なUC」参照）．

e 薬剤性腸炎の鑑別法

　とにかく問診が第一．その人が飲んでいる（使っている）すべての薬をリストアップするように．とくに整形外科などで NSAIDs をずっと飲んでいるようなことがないか注意します．また，すべての薬剤は下痢を起こしうる，という考えのもと，薬剤性腸炎の可能性を常に考えておくことが大事です．

❹ その他

a 虚血性腸炎

　腸管の血管が一時的に閉塞して，腸炎を起こすものです．動脈硬化

性の素因のある高齢者に多いですが，若い人でもときにみられます．血便がほぼ必発で，血便をきたす疾患のなかではもっとも頻度の高いものです．好発部位はS状結腸から下行結腸で，99%以上この部位で発生します．内視鏡像は，同部位に縦走傾向のある発赤，びらんを呈します（**図6**）．高齢者，突然の発症，腹痛を伴う血便，などでUCとの鑑別は容易です．

b 放射線性腸炎

放射線照射による腸炎で，前立腺癌や子宮頸癌に対する放射線治療6ヵ月以降に起こります（放射線の晩期障害）．照射部位の関係から，通常は，直腸炎の形をとります．はっきりした血便をきたさないまでも，内視鏡検査をすると直腸に粘膜出血や脆弱性がみられることが多いです．病歴をきちんと聞けばUCとの鑑別は容易です．

SECTION

E 診断がついたら何をするのか？

ここがキモ！

・病態をきちんと評価すると同時に，患者さんの社会背景も把握する

❶ 病変範囲と重症度を把握する

　UC と診断がついたら，治療方針の決定のために必要なことは，病変範囲と重症度の把握です．

ⅰ 病変範囲

　内視鏡検査で判定します．直腸炎型，左側大腸炎型，全大腸炎型に分類します．

ⅱ 重症度

　厚生労働省の重症度分類を使用します（**図7**）．ただし，この分類だとはじめて UC と診断された患者さんはほとんど中等症に入ります．**治療方針の決定のためには，中等症を「重め」「軽め」に分けてください**．「重め」は貧血や CRP 陽性などがみられ，内視鏡検査でも出血やびらんが目立ち（下記の MES 3 相当），全身状態がややしんどそうな人，「軽め」はそうでない人です．それによって治療方針が変わってくるからです（**p.86, 第3章A参照**）．

　また，内視鏡所見で，出血がひどいか，潰瘍を形成しているか？などでも重症度を評価します．内視鏡的活動性の評価は，Mayo Endoscopic Subscore（MES；Mayo の内視鏡サブスコア）と呼ばれる4段階の評価法が簡単でよいと思います（**図8**）．

入院が必要な人

	重症	中等症	軽症
①排便回数	6回以上		4回以下
②顕血便	（＋＋＋）		（＋）〜（－）
③発熱	37.5℃以上	重症と軽症との中間	なし
④頻脈	90/分以上		なし
⑤貧血	Hb 10 g/dL 以下		なし
⑥赤沈またはCRP	30 mm/h 以上 3.0 mg/dL 以上		正常

重め

ステロイドで
治療開始

軽め

5-ASAのみで
治療開始

図7 潰瘍性大腸炎の重症分類

（加藤順：かとじゅん流 IBD 診療，p.24，学研メディカル秀潤社，2021 より許諾を得て転載）

Mayo の内視鏡サブスコア（MES）

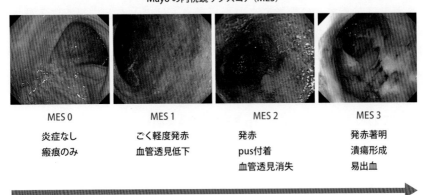

MES 0	MES 1	MES 2	MES 3
炎症なし 瘢痕のみ	ごく軽度発赤 血管透見低下	発赤 pus付着 血管透見消失	発赤著明 潰瘍形成 易出血

粘膜障害　強

図8 内視鏡所見評価

教えて！加藤先生！

病変範囲は変わっていくのか？

　病変範囲はおおむね変わりません．直腸炎型の人がたまに口側に広がる，ということが報告されていますが，それは，そもそもその人が直腸炎型だったのではなく，左側腸炎型や全大腸炎型がたまたま早く発見されて，直腸にしか病変がないうちに見つかった，ということなのだと思います．その他はおおむね変化なく，左側型だった人は次に再燃してもおおむね左側型です．ただ，病状が悪化したときに，以前より病変範囲が広がった，ということはたまにあります．

❷ 診断後に必要な診察，検査各論

ⅰ 問診

　聞いていなければ，IBD 家族歴，喫煙，飲酒歴などを聞きます．UC と喫煙の関係については別項のとおり（**p.2, 第1章A参照**）です．

ⅱ 身体診察

　残念ながら，身体診察をしてもあまり情報は加わりません．圧痛は通常ありませんが，圧痛のあるときは腸管炎症の活動性が高いことが示唆されます．

ⅲ 内視鏡検査

　診断時に行っているはずですが，全大腸内視鏡検査を行っていない場合，全大腸内視鏡検査を行うべきです．なぜなら，病変範囲を正確に把握すべきですし，意外と左側結腸より右側結腸に炎症が強い場合もあるからです．また，正確な病勢評価には，やはりきちんと前処置をして行いましょう．

ⅳ その他の画像検査

　全大腸内視鏡検査を施行すれば，他の画像検査はとくに必要ありません．なんらかの事情で全大腸内視鏡検査が行えなかった場合，CT や腸管エコー検査で罹患範囲を推定することができます．

ⅴ　血液検査

これもおそらく診断時に行っていると思いますが，診断後は活動性の評価に必要です．一般的な血算，生化学検査を行います．生化学検査でとくに重要なのが，CRP，アルブミン，アミラーゼです．赤沈も可能なら測ったほうがよいです．CRP，アルブミン，赤沈は活動性のマーカーです．アミラーゼは忘れやすいですが，UCの診断時，外来フォロー時の採血では必須項目です．UCは疾患として膵炎を合併することがありますし，治療薬剤でも膵炎，高アミラーゼ血症をきたす薬剤が多くあるからです（p.124, 第4章B参照）．

なお，中等症以上で，今後，ステロイド，免疫調節薬，生物学的製剤などの免疫を抑える治療を開始することが見込まれる場合，HBV（B型肝炎ウイルス）感染の有無，IGRA，*NUDT15*遺伝子多型の検査を早めに提出しておいてもよいです（p.71, 81, 第2章G,H参照）．また，貧血の評価法については別項で述べます（p.73, 第2章G参照）．

ⅵ　その他の臨床検査

便検査は便中カルプロテクチン，便潜血検査ともとくに治療開始前には必要ありません．治療反応性をみるときなどに使用します（p.126, 第4章B参照）．

❸　患者さんの社会背景を把握する

一度UCと診断されると，この疾患を抱えたまま一生過ごしていくことになります．治療方針を考えるうえで，患者さんの社会背景を知ることは非常に重要です．学生なのか，仕事をしているのか，どんな仕事か，平日に通院は可能なのか，結婚しているのか，結婚する予定はあるのか，妊娠・出産の予定はあるのか，などです．社会背景の把握が重要なのは，これらの社会生活を通常どおり行えること，というのがUCの治療において非常に重要な治療目標となるからです（p.36, 第2章A参照）．

なお，初診から1〜2回診察しただけでは，その患者さんの詳しい社会背景や，性格まではなかなか把握できませんが，診察を繰り返す

たびに，少しずつ把握していくように心がけます.

❹ 難病医療費助成制度の申請を考える

　UC と診断されたら，難病医療費助成制度の申請が可能です. な
お，この申請のためには，血液検査，内視鏡検査，病理検査，便培養
検査（陰性であること）の結果が必要であることに注意してください.
詳しい申請のしかたと，申請のメリット，デメリットについては別項
を参照してください（p.181, 第5章K参照）.

❺ 患者さんに説明する

　診断がついたら，UC はどのような病気なのか，今後の治療の見通
し，などを説明しなければなりません. 必ず説明すべき点は以下の3
点です.

・腸で免疫異常が起こって炎症を起こしていること

　「免疫異常」について詳しく述べる必要はありませんが，免疫が関
与していることをきちんと話して理解しておいてもらうことは重要
で，のちのち，「免疫を抑える」治療を行う際に患者さんの理解が得
やすくなります.

・死ぬような病気ではないが，根治療法もなく，治療はずっと継続しな
ければならないこと

　根治療法のない疾患は珍しくない（高血圧，糖尿病もそう）ことを
伝えると，多少，患者さんのショックは少なくなるかもしれません.
治療を継続していればおおむねふつうに生活できることも話します.

・たまに，高価な治療薬が必要となることがあり，難病医療費助成制度
を申請すべきであること

　患者さんはふつう，このような制度を知りませんから，きちんと伝
えることが必要です.

　食事や日常生活について聞かれることも多いので，この本の記載
（p.152, 156, 第5章A,Bなど）などを基にお話しします.

コラム

UC をプライマリ・ケア医や非専門医が診るべき理由

　これまで UC は，専門医が診ることの多い疾患でした．しかし，現在はもうそんなことはいっていられない状況で，ぜひとも本書などを参考に，プライマリ・ケア医や非専門医の皆さま方にも積極的に診療をしていただきたいと思っています．

　その理由は，3つあります．

❶　患者数が多くなりすぎて専門医だけでは診きれない

　UC の患者数は現在 30 万人以上と推定されています．単純計算で日本人の 400 人に 1 人以上となり，もう希少疾患ではありません．一方で専門医教育は難しく，患者数の増加に対応できるほど専門医の数は増えていません．

❷　専門医でなくても診療できる患者さんが結構いる

　UC の病態は患者さんごとにいろいろであり，たしかに大学病院などの専門施設で advanced therapy にて治療しなければならない患者さんもいますが，5-ASA 製剤のみでずっと落ち着いているような患者さんもいます．後者のような患者さんを診るのはとくに専門医でなくても構いません．ただ，じゃあ，どこからが専門医の診る領域か，というのはなかなか難しい問題ではあるのですが…(p.134, 第4章D参照).

❸　若い患者さんが遠くの専門医にかかるのは地域の損失である

　UC は比較的若い患者さんが多いです．若い患者さんは，その地域で働いていたり，旺盛な消費をしたりして，地域の活性化に不可欠な存在です．その土地で稼ぎ，その土地で消費し，その土地で納税する人たちが，通院のために遠くの病院に行かなければならない，医療費も遠くの土地で支払う，というのは，地域にとって非常な損失となります．また，患者さんが学生であることも多く，遠くに通院するために学校を休んだりすることも長い目でみると大きな損失です．現在・将来のその地域の活

性化を考えると，若い患者さんが遠くに通院するのはもったいないのです.

　そうはいっても，なかにはちゃんと専門医がコントロールしなければならない患者さんもいます. そのあたりの棲み分けというか，専門医，非専門医，プライマリ・ケア医全体で UC という疾患を支えていく，将来そういうふうになることを願っています. 筆者はそのために大学で後進の指導をしているのです.

第2章

治療薬と治療法

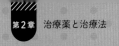
SECTION

UC の治療目標とは？

- 治療目標はステロイドを使わずに臨床的寛解を保つこと
- しかし，本当の治療目標は，その患者さんが現在・将来をふつうに生活できること

　IBD は基本的に治らない疾患なので，「なんらかの治療の継続は必要だが，病気の発症する前と同じ状態」であることを「寛解」と呼びます．症状の寛解を「臨床的寛解」，内視鏡所見の寛解を「粘膜寛解」「粘膜治癒」「内視鏡的寛解」などといいます．また，最近は病理組織学的な寛解を「組織学的寛解，組織学的治癒」などと称することがあります．UC の治療目標は，寛解に導入し，それを維持すること，ということになります．近年では，臨床的寛解より粘膜寛解，さらにそれよりも組織学的寛解を目指すべき，などという議論がなされます．しかし，問題はそんなに単純ではありません．

❶ 治療目標は現在および将来の QOL を最大化すること

　UC は根治は望めないが，めったに生死にかかわることがない疾患です．しかし，一方で下痢や血便，便意切迫感などにより健康上の QOL を損ない，また，そういった症状を有することにより，仕事や学校，妊娠・出産などの社会生活上の QOL が低下します．さらに，意外と大事なのは，そのように健康上，社会生活上の QOL が低下することから，精神的な面に影響が出ることです（不安症やうつなど）．したがって治療目標とは，病気は治らないけれども，現在および将来の健康上，社会生活上，および精神衛生上の QOL を最大化すること

です．もっとシンプルにいうと「ふつうに生活できること」すなわち，**「その患者さんに病気が発症しなかったと仮定した場合に送ったと考えられる日常生活に可能な限り近づける」**ことです．

　当然，健康上の QOL を高める（下痢や血便などの症状をとり，さらに再燃しないように維持する）ことは，社会生活上および精神衛生上の QOL を高めることにつながります．しかし，それらは完全にパラレルではありません．たとえば，次のようなことなどです．

①外来で治療するより入院治療をするほうが早く健康上の QOL が取り戻せる（早く寛解に持ち込める）かもしれないが，入院治療をすることで学校の勉強が遅れたり，仕事に支障をきたしたりすることが，本人の社会生活上の QOL を極端に損ねる
②免疫抑制薬を使用することで病状をコントロールできるが，免疫抑制薬の副作用を極端に心配してしまい，患者さんの精神的な QOL を損ねる

　現在・将来の QOL と書いたのは，たとえば，現在，ステロイドをずっと使用し続けることで臨床的寛解，粘膜寛解を維持し続けることができたとしても，それを継続することで，将来，ステロイドの合併症で非常に QOL が低下することがあり得ます．そのような事態はさけねばなりません．

　実臨床上ではいろんな社会生活，いろんな性格，いろんな生きがいをもった人が，もちろんいろんな病状を呈しています．それらをすべて勘案して，その人の総合的な現在および将来の QOL の向上を目指さなければなりません．前章で，患者さんの社会生活や性格まで把握する必要がある，と述べたのは，それらを把握しないとこの目標を達成することができないからです．ただ，いまの症状をとる，粘膜治癒を目指す，とかそういった単純な思考ではだめなのです．

❷ 本当の治療目標を達成するためのとりあえずの目標

　上記のように，UC の本当の治療目標は「ふつうに暮らせること」

37

「生涯の QOL を最大化すること」ですが，そうはいっても，それを達成する，もしくはより近づけるためのとりあえず日々の臨床で目指す目標が必要です．それは次のことにつきます．

> ・ステロイドを使用しない状態で臨床的寛解を維持すること

　臨床的寛解とは，症状がまったくないこと，すなわち，病気になる前のその患者さんの腹部症状や排便状況と同じになる，ということです．ただし，難治例ではこの目標は簡単には達成できません．その際には何を目標におくのか？などについては次項で詳しく説明していきます．

❸ 粘膜治癒や組織学的治癒と治療目標の関係

　IBD の講演などで，粘膜治癒が治療目標とか，最近では組織学的治癒を目指さなければ，みたいな話をよく聞かれることでしょう．しかし，上記を読んでいただいた方には，そういった議論が非常に上っ面なものであることが理解できるでしょう．

　粘膜治癒や組織学的治癒を達成すると，再燃しにくいことがわかっています．したがって，それらは得られるに越したことはないでしょう．しかし，上述の例のように，粘膜治癒を得られたとしても，薬剤の副作用により QOL が低下しては意味がありません．5-ASA 製剤のみで臨床的寛解が得られ，本人は何も困っていないが，粘膜をみると炎症がある，という場合，粘膜治癒を目指して免疫抑制治療を行うべきか，という問いに一概には答えられません．副作用が起こるかもしれないし，実際には副作用が出なくても，「出るかもしれない」という不安感が患者の精神上の QOL にどのように影響を与えるのか？まで勘案する必要があります．一方で，粘膜治癒を目指すことには将来の大腸発癌を抑える効果はあるでしょうから（**p.142, 第4章E参照**），本人のいまの精神的 QOL を重視するあまり，将来の発癌のリスクを非常に上げてしまうのもいけないかもしれません．さらに，日本では，難病医療費助成制度があるために起こり得ませんが，高価な生物

学的製剤を使用して粘膜治癒を得られたが，薬剤費が払えず破産した，というようなことでは，やはり治療目標を達成したとはいえないのです．

　繰り返しますが，粘膜治癒や組織学的治癒は得られるに越したことはありません．しかし，それをどこまで目指すか，というのは患者さんの病態，社会背景，性格，その他で変わってくるものなのです．

❹ 治療目標は患者さんごとに異なり，同じ患者さんでも時期によって変わってくる

　では，実際の臨床では，治療目標をどう考えればよいのでしょうか？　とにかく，患者さんごとに病態，社会背景，性格などが異なるわけですから，治療目標も患者さんごとに異なるのです．例えば，5-ASA製剤のみで症状が落ち着いている場合，5-ASA製剤中等量だと粘膜治癒じゃないけど，高用量にすると粘膜治癒が得られる，というような場合，それは，5-ASA高用量を使用して粘膜治癒を得る，というのが治療目標になるでしょう．一方，どんな生物学的製剤を使用しても，粘膜治癒どころか臨床的寛解も得られないような患者さんの場合，「粘膜治癒を目指しましょう」などと言ってもむなしいだけです．そういった難治の患者さんの現在・将来のQOLを最大化するには，手術がよいのか，それ以外に何か方法がないのか，本人は手術をすることにどのような社会生活上，もしくは精神上のストレスを感じているのか？　そのあたりを必死で考えて，その患者さんにとってもっともよいと思われる選択肢を考えねばなりません．そこまで極端でなくても，ステロイドを使用したら容易に寛解導入できることが予想される患者さんでも，外見を非常に気にする場合（職業がモデルなど）には，別の治療法を考えなければならないかもしれません．このように，患者さんの病態，社会背景，性格などにより，治療目標は変わってくるのです．それを医師は病状の把握，患者さんとの対話，そして疾患に対する知識を総動員してその患者さんにとっていま一番よい方法を考えるのです．

　さらに，UCの病態は経時的に変化します．軽症だった人があると

き重症に変化すれば，それは治療目標も変化するでしょう．社会背景も変化します．学生が社会人になったら，やはり目指す目標が変わってくるでしょう．学校は病状のために少々休んでも大丈夫かもしれませんが，社会人になるとそうはいかないかもしれません．授業中や通勤途中のトイレの問題なども微妙に変わってくるかもしれません．社会人も通勤があるのとテレワークでずっと自宅にいるのとでは，トイレ事情の困りかたがまったくちがうでしょう．先ほどの外見を気にしていた方も，結婚して妊娠するようなことがあれば，病気をもちながら妊娠・出産を成功させることがもっとも大事な目標になるでしょうし（その際，外見云々ではおそらくなくなるでしょう），出産後は，自分の体調が少々悪くても，子育てをうまくやっていけることが一番の目標になるかもしれません．

　医師は，このように患者さんの変わりうる病態，社会背景（もしかしたら性格も）などを十分勘案して，そのときの治療目標を考えるのです．

教えて！加藤先生！

Treat to Target とは？

　IBD の講演で最近よく聞かれることの1つに treat to target なる言葉があります．これは何でしょうか？　治療目標を設定し，それに向かって治療する，などということは，別にどの領域のどの医師にも共通のことであり，何をいまさら感がぬぐえません．なぜ，こんな言葉がはやっているのかまったく理解できませんが，1つ言えることは，UC においては，「target は変わりうる」ということです．患者さんによって，時期によって．その理由は上記を読めば理解できるでしょう．変わりうる target を常に意識して診療にあたる必要があるのです．

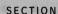

SECTION

B 治療薬の種類と治療の 原則とアルゴリズム

ここがキモ！

・寛解導入治療と寛解維持治療を意識する

・どの治療法も患者により効いたり効かなかったりする

・再燃したら，維持療法のレベルをアップする

❶ 治療薬の種類

UC 治療に使用する治療薬，治療法は表1のとおりです．

ⅰ 5-ASA 製剤 （p.48, 第2章C参照）

UC 治療の基本薬です．UC と診断されたら最初に処方し，副作用の出ない限り永遠に継続します．ただ，近年になって，この薬剤に不耐症状を呈する患者さんが増えています．

ⅱ ステロイド （p.58, 第2章D参照）

昔から使われています．経口薬，静注薬，坐剤，注腸剤，注腸フォーム剤があります．ステロイド薬の基本的な考えかたは，下記となります．

①寛解導入療法として使用し，寛解維持には使わない．だから，いつかは必ず中止する．ステロイドをいつまでも投与し続けるのは間違った治療である

②一方で，寛解導入治療としては即効性があり効く確率も高いので，ステロイドを飛ばして生物学的製剤，などというストラテジーはあり得ない

表1 潰瘍性大腸炎の治療薬・治療法

軽症	5-ASA 製剤・サラゾスルファピリジン
中等症	ステロイド アフェレシス（血球成分除去療法）
難治・重症	ステロイド（高用量） advanced therapy 免疫抑制薬（シクロスポリン・タクロリムス） 抗 TNFα抗体（インフリキシマブ，アダリムマブ，ゴリムマブ） 抗インテグリン抗体（ベドリズマブ） 抗 IL-12/IL-23 抗体（ウステキヌマブ） JAK 阻害薬（トファシチニブ，フィルゴチニブ） 経口インテグリン阻害薬（カロテグラストメチル） 赤色：生物学的製剤（Bio）
難治例の 寛解維持	チオプリン製剤（アザチオプリン，メルカプトプリン）

ⅲ 局所製剤（p.63, 第2章E参照）

　局所製剤とは，肛門から入れる薬のことです．具体的には，坐剤や注腸剤のことで，薬剤としては，5-ASA 製剤，サラゾスルファピリジン，ステロイドがあります．

ⅳ アフェレシス（p.67, 第2章F参照）

　白血球除去療法，血球成分除去療法，CAP（cytapheresis）療法などともいいます．体外循環を回して，白血球を取り除く治療法です．寛解導入治療として使いますが，導入療法で有効であれば，維持療法でも使用可能となりました．

ⅴ チオプリン製剤（p.70, 第2章G参照）

　アザチオプリン（イムラン®，アザニン®），メルカプトプリン（ロイケリン®）のことを指します．免疫調節薬と呼ばれます．ステロイド依存例などの寛解維持療法に用います．

ⅵ advanced therapy（p.76, 第2章H参照）

　ここでは，重症例，難治例に使用する薬剤を advanced therapy としてまとめます．具体的には，カルシニューリン阻害薬（タクロリムス，シクロスポリン），生物学的製剤（抗 TNFα抗体，抗インテグリン抗体，抗 IL 12/23 抗体），JAK 阻害薬，経口インテグリン阻害

薬を指します．基本的には，専門医が使用すべきですが，非専門医でも比較的使いやすいものもあります．各製剤の詳細はそれぞれの項に記載します．

❷ 治療の原則

a 治療は，病変範囲や重症度に合わせて行う

当たり前といえば当たり前ですが，UCとひとことで言ってもさまざまな病変範囲，重症度があります．治療もそれに合わせて行わなければなりません．前章で，病変範囲と重症度を診断するのが重要である，と述べたのはそのためです．

b どの薬も効いたり，効かなかったりする

これは，UC治療において非常に大きなポイントです．いまどき，ある病気の治療薬として開発されたもので，「効くかもしれないし，効かないかもしれない」などというのはかえって珍しいです．UCでは，ステロイドも2/3くらいの人しか効きません．最近，開発が進んでいる生物学的製剤なども，すべて1/2～2/3くらいまでにしか効きません．したがって，各薬剤ともある患者さんに対して効果があるのか，ないのかを適切な時期に見極める必要があります．

また，UCの罹病期間は数十年にも亘ります．その間に再燃をきたしたりして，以前使った薬剤をまた使う，ということが当然起こり得ます．その際の原則が，「効かなかった薬は次も効かない，効いた薬も効かなくなることがある」です．したがって，再燃したときなどには，以前の使った薬剤の効果がどうだったかなどをきちんと把握しておかなければなりません．

こういったことが起こる一番の原因は，前章で述べたように，UCの原因や病態が非常に多様だからだと考えられます（p.2, 第1章A参照）．

c 寛解導入と寛解維持を意識する

UCの治療で大事なことは，悪いときによくする「寛解導入」治療と，良くなったあとにそれを再燃しないように維持する「寛解維持」治療とに分けて考えることです．治療法も，寛解導入に使うもの（ステロイド，アフェレシス〈近年，維持治療が認められたが，まだ導入期使用がメイン〉，カルシニューリン阻害薬），寛解維持に使うもの（チオプリン製剤），どちらにも使えるもの（5-ASA製剤，生物学的製剤など）に分けられます．

したがって，とくに寛解導入専門の治療法（ステロイドがその代表的なもの）を使って導入治療を始めるときには，どういう維持治療に移行するかをすでに考えておかねばなりません．このことは再燃時にとくに重要です（下記参照）．

一方で，最近の生物学的製剤などは，寛解導入治療として使い始めて，導入できたらそのまま維持治療としてその生物学的製剤を継続することになっています．そういった意味では，以前より，寛解導入と維持を分けて考える考えかたが薄れてきていますが，ステロイドがいまだに治療の大きな柱である以上，「ステロイドを延々と続けてはいけない」という意味での寛解導入，維持を分けて考える，というコンセプトは重要です．

d 寛解導入治療は約2週間で効果を判定する

悪いときに良くする寛解導入治療の効果は約2週間で判断します．2週間たってまったく効いてないようなら，その治療はあきらめます．効果がみられたなら，適切な寛解維持療法に移行します．入院するような重症例に関しては，2週間も待たずに治療変更や手術の決断などが必要な場合があります．

一方，慢性持続型の患者さんに対し，チオプリン製剤や生物学的製剤で寛解導入を試みる場合は，少し長いスパンで効果を判定します．チオプリン製剤の有効性発揮には3ヵ月くらいかかりますし，生物学的製剤でも効果発現まで2〜3ヵ月要するものもあります．逆にいう

と，チオプリンや効果発現の遅い生物学的製剤による寛解導入治療は慢性持続型の治療を急がない患者さんが対象になる，ということです．

e 寛解維持治療はずっと継続し，再燃する場合には，維持治療をレベルアップする

　UC は現状では治りません．したがって，寛解状態になったあとも寛解維持治療はずっと継続しなければなりません．どの程度の寛解維持療法が必要かは患者さんによって異なります．5-ASA 製剤の中等量でよい人もいれば，高用量が必要な人，チオプリン製剤が必要な人，生物学的製剤を継続しなければいけない人，さまざまです．原則論として，ある寛解維持治療を行っていて再燃した場合には，寛解導入治療を行ったあとにもとの維持治療に戻しただけでは，ほぼ間違いなくまた再燃します．したがって，再燃後の維持治療では，もとの維持治療よりレベルアップをした維持治療を行わなければなりません．たとえば，5-ASA 中等量で再燃したなら，高用量での維持が必要ですし，高用量でも再燃したなら，チオプリン製剤の追加が必要，ということとです．

❸ 治療アルゴリズム

　以上の治療薬，治療原則から，UC 治療の一般的なアルゴリズムを図示すると図1のようになります．

　中等症軽めまでは，5-ASA 製剤で治療を行います．効果がなければステロイドやアフェレシスを使用して寛解導入し，5-ASA 製剤で維持しますが，維持できなければチオプリン製剤を使用します．それ以上の治療困難例には，生物学的製剤などの advanced therapy を使用します．個々の薬剤の使いかた，実際の場面での使い分けなどは，次項以降で解説します．

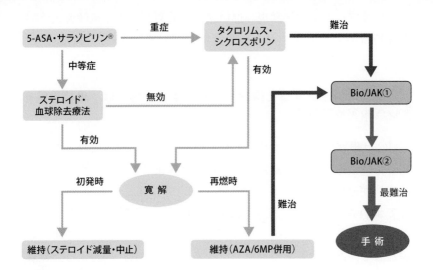

漢方薬，健康食品，プロバイオティクスと糞便移植

❶　一般的な漢方薬や健康食品

　ふつうに医師が処方できる漢方薬や薬局で売っているような漢方薬で，UC に対して有効性が証明されたものはありません．また，一般的な健康食品でも効果が認められるものはとくにありません．たまに怪しげな web サイトでひっかかる患者さんがいるので，注意しましょう．

❷　セイタイ（青黛），広島漢方

　一般的な漢方で有効性の証明されたものはないと書きましたが，このセイタイだけは，UC に明らかに有効な漢方薬です．広島のとあるクリニックがセイタイを主成分とした漢方薬を自由診療で処方しているので，広島漢方とも呼ばれます．セイタイは，天然インジゴ染料の成分を含有する植物から抽出される漢方で，専門クリニックからの処方もしくはイン

ターネット経由などで入手できます. 生物学的製剤も効果がないような難治例に対しても効果を示すことがあり, 侮れません. ただし, 肺動脈性肺高血圧症や腸重積などの重篤な副作用も報告されているので, 使用するかどうかは患者さんと相談し, 使用する場合でもきちんとフォローしてあげる必要があります.

❸　乳酸菌製剤やヨーグルトなどのプロバイオティクス

　薬剤でいうとビオフェルミンやミヤ BM などの製剤, 食品でも人に有用な微生物を含むものをプロバイオティクスといいます. 海外では, UCに薬効が認められたプロバイオティクス製剤もあるのですが, 日本には残念ながらそのようなものはありません. ただ, 患者さんによってはあるヨーグルトを常に摂取していると調子が良い, というような人もいます. これは, そのような製剤や食品が UC を改善しているというよりは, それらに含まれている微生物の影響によりいわゆる便通状態を良くしているのだと考えられます. 患者さんが調子が良い, というのなら続けてもらって問題ないと思いますが, それにより UC の病態が改善する, というわけではおそらくありません. したがって, UC 患者にプロバイオティクス製剤を処方するかどうかも, 患者さんが調子が良い, というのなら処方する, という程度でよいかと思います.

❹　糞便移植

　糞便移植も他人の腸内細菌を移植する, という意味では微生物を利用した治療法になります. 難治性 *Clostridioides difficile* 感染症に対しては効果があることがわかっています. UC に対しても, 一時日本でもいろんな大学で臨床試験が行われましたが, 結局, 従来の治療法を上回るような成績は得られなかったので, いまはほとんど行われていません. ただ, 腸内細菌療法にまったく見込みがないかというとそうでもなく, 海外では糞便由来の細菌をフリーズドライにして経口投与するような臨床試験も行われていて有望な結果もみられています. 今後, なんらかの形で腸内細菌療法が再度脚光を浴びる日があるのではないかと思います.

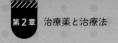

SECTION

C UCの基本薬5-ASA製剤とは？

ここがキモ！

・UC治療の基本薬で，副作用がなければずっと使い続ける
・最近，不耐例が増えているので注意

　5-ASA製剤はUC治療の基本薬です．全UC患者の半数程度は，この5-ASA製剤のみでコントロール可能です．ただ，若干使いかたにコツがあり，また副作用に対する注意も必要です．

❶ 5-ASA製剤の歴史

　5-ASA（5-アミノサリチル酸）はメサラジンとも呼ばれるため，メサラジン製剤ともいわれます．一方，歴史をたどると，はじめに使われていたのは古くからあるサラゾピリン®でした．サラゾピリン®（サラゾスルファピリジン）は5-ASAとスルファピリジンがアゾ結合した化合物であり（図2），このアゾ結合が腸内細菌の作用で分解され，5-ASAが有効成分として作用します．一方のスルファピリジンは，頭痛や肝障害などの副作用の原因になると考えられたため，5-ASAのみを取り出した製剤がつくられたのが，ペンタサ®であり，アサコール®であるわけです．したがって，5-ASA製剤と称したときに，5-ASAだけでできたペンタサ®，アサコール®，リアルダ®のみを指すか，サラゾピリン®も含めるかははっきりしていないのですが，ここでは，5-ASA製剤と称したときは，ペンタサ®，アサコール®，リアルダ®の3剤（およびそれらのジェネリック薬）のことを指すことにします．

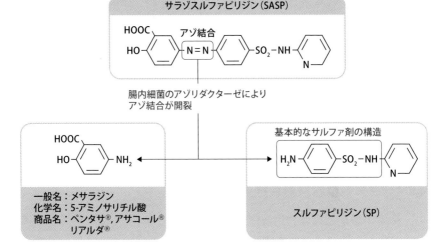

図 2　**大腸内におけるサラゾスルファピリジンの分解**

(加藤順：かとじゅん流 IBD 診療，p.37，学研メディカル秀潤社，2021 より許諾を得て転載)

　ここだけの話

アサコール®は画期的新薬か

　少し前の総理大臣が昔，「アサコール®」という画期的新薬，と述べたことで，一時，アサコール®の発売元の製薬会社の株が上がる，などということがありました．じつは，日本ではペンタサ®のほうがずいぶん先に発売されましたが，世界的にはアサコール®の発売のほうが先でした．もちろん，ペンタサ®とアサコール®は有効成分は同じですから，どう贔屓目にみても，「画期的新薬」とは言い難いのです…．まあ，よく効いた，ということはよかったことではありましたが…．

❷ 5-ASA 製剤の作用機序

　5-ASA（メサラジン）は，炎症のある大腸粘膜に直接へばりついて作用します．要するに粘膜保護剤です．かつて，胃の粘膜保護剤がよく使われた時期がありますが，多くの胃の粘膜保護剤は作用機序も効果も結局ははっきりしませんでした．同様に，5-ASA 製剤に関し

ても，やはり作用機序ははっきりしていません．作用機序については
いろいろ書いてありますが，いずれも後付けの理由（5-ASA が UC
に効くことがわかってから調べたものであり，それが本当にメインの
作用機序なのかどうかは不明という意味）です．しかし，（胃薬と
違って）効果は間違いなくあります．患者さんにこの薬を説明する際
は，筆者は「腸の内側から湿布するような薬」と言っていますが，「腸
に塗る軟膏のような薬」という人もいます．そういう薬だから，副作
用が比較的少ないんだよ，と説明します．

❸ 5-ASA 製剤の種類と違い

　粘膜保護剤という作用機序から，内服した 5-ASA は（小腸を素通
りして）大腸にそのまま届かねばなりません．通常の薬剤は，小腸で
吸収され血中に入って効果を発揮するので，この点が他の薬剤と大き
く異なるところです．ところが，5-ASA はそのまま内服すると小腸
で吸収されて大腸に到達しません．そのため，大腸に届かせるために
特殊なコーティングがしてあり，そのコーティングの違いで 3 つの製
剤（ペンタサ®，アサコール®，リアルダ®）があるのです．

　各 5-ASA 製剤の種類と特徴については**表 2**にまとめました．

ペンタサ®

　エチルセルロースでコーティングされた徐放製剤です．消化管で
ゆっくり溶解して徐放され，大腸に届かせるというものです．時間依
存型放出製剤ともいわれます．その特性から，小腸でも一部分布，吸
収されますので，3 剤のなかでは唯一，小腸病変のある CD に適応
をもちます（ただし，CD に対する効果は，UC に対する効果ほどは
みられない）．一方で，小腸で一定量吸収されるので，副作用の発現
が下記のアサコール®よりは若干多い印象があります．

　1 日用量は，寛解導入期 4,000 mg/日，維持期 2,000 mg/日が標
準です．錠剤と顆粒剤があり，錠剤には 250 mg，と 500 mg があり
ます．錠剤は，250 mg 錠だと飲む錠数が多くなり，500 mg 錠は大
きくて飲みにくい，という欠点があります．一方，顆粒剤は多くの人
で飲みやすいと好評ですが，たまに苦手，という人がいます．

表2　メサラジン内服製剤

	特徴	長所	短所
ペンタサ®	エチルセルロースでコーティングされ，消化管内でゆっくり溶解する	・錠剤と顆粒剤があり，顆粒剤は飲みやすいという人が多い ・1日2回でよい ・小腸にも分布するのでCDに保険適用がある ・下痢が激しいときでもある程度は薬効があると想定される	・500 mg 錠剤は大きくて飲みにくく，250 mg 錠剤は錠数が多くなり大変 ・小腸で吸収されるため，それによる副作用（アレルギーや蛋白尿など）がやや多い
アサコール®	PH>7になると弾ける被膜（オイドラギットS）にてコーティング	比較的飲みやすい錠剤	・下痢が激しいときは，割れずにそのまま出てくる（ゴーストピル）ことがある ・1日3回はアドヒアランスが悪い（とくに若い人は昼は飲めない）
リアルダ®	MMX という特殊なコーティング．ペンタサ®とアサコール®の特徴を合わせたような感じ	・1日1回でよい ・最大量4,800 mg ともっとも多く飲める ・遠位大腸〜直腸病変にも強い印象	・錠剤が大きい ・冷所保存 ・副作用頻度がやや高い

（加藤順：かとじゅん流 IBD 診療，p.33，学研メディカル秀潤社，2021 より許諾を得て転載）

アサコール®

　アサコール®は pH 依存性放出薬剤といわれ，pH が7以上になると溶解するコーティングで覆ったものです．ヒトの消化管内は胃に近いほど酸性であり，肛門に近づくにつれ徐々に中性に近づき，pH が7になるのがちょうど回盲部くらいといわれています．したがって，アサコール®は小腸をそのまま素通りし，大腸に入るとはじけるようにできているのです．

　1日用量は，寛解導入期 3,600 mg/日，維持期 2,400 mg/日が標準です．比較的飲みやすい錠剤で1錠 400 mg です．1日3回の分3がデフォルトですが，維持期は分1投与も可能です．アサコール®と服薬アドヒアランスについては**第3章A（p.90）**に詳しく書きました．

リアルダ®

リアルダ®は，メサラジンを MMX という特殊コーティングをしたうえでさらにアサコール®と同じコーティングをしたものです．ペンタサ®とアサコール®のよいところを合わせた感じで，1日1回投与を可能にした製剤です．1錠 1,200 mg で，1日4錠まで投与できます．すなわち，現状ではもっとも多い量のメサラジンの投与が可能です．とくに，他の 5-ASA よりも直腸に残る炎症に対して効果がみられやすい印象があります．ただ，錠剤が非常に大きく，患者さんによっては飲みにくいと訴える人もいます．

なお，リアルダ®は日本では冷所保存とされていますが，海外では必ずしもそうではありません．車の中に入れておくとか，炎天下を長期間持ち運ぶ，とかをしなければ問題ありません．

ここだけの話

5-ASA 製剤のジェネリックについて

5-ASA 製剤は最近ジェネリックになっていることも多いと思います．とくにペンタサ®，アサコール®は院外薬局のレベルでジェネリックに変更されていることも多いと思われます．ジェネリックに変更してもおおむね問題ありませんが，5-ASA 製剤のキモであるコーティングに関しては，先発薬ほど厳密に調べられていないことも多いです（とくに pH 依存型製剤の pH による溶出度合いなど）．また，ジェネリック薬は安定流通の面でやや不安があります．5-ASA 注腸製剤のジェネリックについては第2章E(p.66)でも触れています．

製剤間での使い分け，有効性，副作用の違い

ペンタサ®，アサコール®，リアルダ®の製剤間で，用量をきちんと合致させて比較した臨床試験はないので，その有効性や副作用の違いについてはなんともいえません．いえることは，次のことです．

①5-ASA 製剤の効果は用量依存性なので，その点では，もっと

　　も用量多く投与できるメリットがあるのは，リアルダ®である
②下痢がひどい患者では，アサコール®は割れずにそのまま排出
　される（ゴーストピル）ことがある．こういう患者さんでは，
　ペンタサ®のほうが薬効が期待できる可能性がある
③アドヒアランスの面からは，投与回数が少ないほうが有利

　一方，副作用ですが，5-ASA 製剤の多くの副作用は，小腸で吸収
されることにより発現するので，アサコール®が放出特性上，もっと
も副作用が少ないと考えられます．リアルダ®は，特殊なコーティン
グのためか，用量が多いためか，他の2剤よりも副作用が多い印象が
あります．とくに服用時の頭痛や腹痛，皮疹，肝障害などがやや多く
みられます．

　なお，上記の作用の特徴や副作用なども含めて，5-ASA 製剤を
ローテーションして使用することがあります．具体的なやりかたにつ
いては第3章C(p.101)を確認してください．

❹ サラゾピリン®の特徴

　サラゾピリン®は，上記のとおり 5-ASA とスルファピリジンの化
合物で，大腸で腸内細菌により分解されることで 5-ASA が放出され
ます．理屈からいうと，スルファピリジンという余計なものがあるだ
けであり，5-ASA 製剤を上回るメリットはなさそうですが，5-ASA
製剤を高用量投与して，効いているけど今一歩，というときに，サラ
ゾピリン®の追加，変更により効果が増すことがあります．その具体
的な使いかたについては第4章C(p.102)をご覧ください．

　この効果については，おそらくサラゾピリン®がそのまま小腸で吸
収されることによって，免疫抑制効果を発揮するからではないかと考
えられています．

　また，近年問題になっている 5-ASA 不耐例（下記参照）でも，サ
ラゾピリン®なら使用可能な患者さんも比較的多いです．一方で，サ
ラゾピリン®は他の 5-ASA 製剤にはない副作用，頭痛，嘔気，肝障

害，皮疹などが比較的多くみられ，そのために服用できない患者さん
も多いです（1/3くらいの患者さんが服用できない）．HHV-6（ヒト
ヘルペスウイルス6）の再活性化の関与が示唆される重篤な皮疹の薬
剤過敏症症候群などもまれに起こり得ます．また，可逆性の精子減少
の副作用があり，挙児希望のある男性には処方を避けます．尿などの
体液の色が濃くなるのは副作用ではありませんが，あらかじめ伝えて
おいたほうが無難です．

❺ 5-ASA 製剤の臨床上の特徴

ⅰ　導入期にも維持期にも使う

5-ASA製剤は，中等症軽めまでの症例なら単独で寛解導入薬とし
て使用可能で，また寛解に至ったのちは，寛解維持薬としても使用し
ます．要するに，症状が良くなっても再燃しないように飲み続ける必
要がある，ということです．

ⅱ　効果は用量依存性

5-ASA製剤の効果は用量依存性です．すなわち，多ければ多いほ
ど効果的です．では，どんな症例にでも最大用量を投与し続ければよ
いかというと，そうでもありません．不耐症例の問題（後述）や，費
用対効果の問題があるからです．

ⅲ　不耐でなければ長期使用は問題ない

よく患者さんから，「この薬，ずっと飲んでいても大丈夫ですか？」
と聞かれます．投与初期に不耐症状や副作用がでなければ，ときどき
腎機能をモニターさえしておけば，長期投与は問題ありません．粘膜
保護剤なので安全性が高いのです．基本的には，長期投与して再燃を
予防することに大きなメリットがあります．

ⅳ　局所製剤も上手に使う

局所製剤（注腸，坐剤）については後述しますが，ドラッグデリバ
リー的には，肛門に近い炎症は肛門から投与したほうがよいので，経
口薬とうまく組み合わせます．

❻ 使用する患者さんの特徴と使いかたの基本

　実臨床での具体的な使いかたは，第3章で述べますが，上記の性質をふまえた5-ASA製剤の対象患者，使いかたは以下のとおりです．

①単独使用では，中等症軽めまでの患者さんの寛解導入療法，およびその後の維持療法として

②中等症重めでは，寛解導入時にステロイドと併用．ステロイド漸減後の維持期には寛解維持療法として．ステロイド漸減時に再燃する（ステロイド依存性，p.58，第2章D参照）場合には，チオプリン製剤と併用する

③寛解導入期には最大用量（3,600〜4,800 mg/日）が基本だが，症状の軽い人は中等用量（2,000〜2,400 mg/日）での導入も検討

④寛解維持期は中等用量とするが，それでは再燃してしまう場合，最大用量で維持する．

ここだけの話

5-ASA製剤に対する査定について

　都道府県によりますが，5-ASAの最大用量をずっと継続していると，査定される場合があります．最近ではとくにリアルダ®4,800 mg/日をずっと続けていると査定されることが多いようです．4,800 mg/日以下に減量すると再燃する人はいるので，そういう人には4,800 mg/日でずっと続ける必要があります．それが正しい医療です．そういう理由が通用しない都道府県で査定をどうしても避けるためには，一度減量する期間を作って，その後またもとに戻す，という対策を取るしかないかもしれません．

❼ 5-ASA 製剤の副作用と注意点

ⅰ 5-ASA 不耐

5-ASA 製剤はおおむね安全な薬ですが，以前から，不耐症状を呈する患者さんがいることが知られていました．不耐症状の典型的なものは，下痢の著明な悪化，腹痛，発熱，倦怠感などであり，内服開始後1週間～10日前後に発現します．症状の程度はさまざまで，少し下痢がひどくなる，といった程度の人から，39℃以上の高熱と腹痛を伴った著明な下痢をきたす人までいます．また，3剤の5-ASA すべてで発現する人もいますし，どれか1剤だけで発現する人もいます．坐剤や注腸剤でも発現する場合もしない場合もあります．要するに，いろんなパターンがありうるということです．また，薬剤リンパ球刺激試験（DLST）は陽性のことも陰性のこともあります．

近年，なぜか5-ASA 不耐症例が増加しており，発現率は10%以上です．したがって，**5-ASA をはじめて処方する際には，この不耐症状について必ず説明し，下痢がひどくなるようなことがあれば，中止するように話しておく必要があります**．服薬を中止すれば，症状は改善します．

不耐例に対する，その後の治療のしかたに関しては後述します（p.94, 第3章B参照）．

ⅱ その他の副作用

腎障害

薬剤性の間質性腎炎が出現することがあり，尿蛋白の出現やCrの上昇がみられます．多くは投与開始1～2年以内にみられます．このような場合は，5-ASA 製剤は中止します．また，もともと腎機能の悪い患者さんには減量して使用しますが，厳密にどのくらい減量する，などの決まりはありません．

咳，薬剤性肺障害，胸膜炎，心膜炎

ときに上記のような胸部症状が出現します．薬剤性肺障害では，末梢肺野に多発性に器質化肺炎の像を呈します．これらも中止すること

で速やかに改善します．

高アミラーゼ血症，膵炎

　UC 患者ではしばしば高アミラーゼ血症がみられます（**p.126, 第4章B参照**）．5-ASA 製剤が原因になることがたまにあります．有症状の膵炎はあまりみられません．無症状の高アミラーゼ血症は放置しておいて構いません．

SECTION

D ステロイドの使いかたと注意点

ここがキモ！

・寛解導入を目的に使用し，決してだらだらと使い続けないこと！
・起こりうる副作用についてよく知っておくことが重要

　最近は，生物学的製剤を含め，さまざまな治療薬が登場していますが，UC治療においてステロイドはなくなりません．それは，どんな生物学的製剤もステロイドの有効率を大幅に上回ることはない一方，ステロイドは非常にコストパフォーマンスに優れるからです．ただ，ステロイドは，使いかたを間違えると効果が出ないばかりか，有害事象が問題となります．適切に使用することが重要です．

教えて！加藤先生！

UCではなぜ，ステロイドを使い続けてはいけないのか？
　いわゆる膠原病などの治療では，いまだにステロイドを使い続ける治療をしなければならないことはしばしばあります．では，UCではなぜステロイドを使い続けてはいけないのでしょうか？　それは，大きく以下の2点によります．
①ステロイド少量投与ではUCの病勢は抑えきれない
　他の疾患では，プレドニゾロン5〜10 mg/日程度の少量のステロイドで病勢をコントロールできることも多いのですが，UCの場合，そのような量では疾患のコントロールができません．下記にも示すとおり，最低30 mg/日程度の量が必要となります．このような量を使い続けることは副作用の面からは許容できません．

② UCには手術すると根治の可能性がある

　UCには，大腸全摘という最終手段があります．これにより理屈上は根治となり，ステロイドの投与は不要となります．大腸を全摘することとステロイドを使い続けることはどちらが患者さんにとってよいことなのか？は単純には比較できないかもしれませんが，大腸全摘後のQOLは決して悪くないこと，ステロイドの副作用は後年になってより響いてくること（耐糖能異常や骨粗鬆症その他の副作用は，高齢になってかなりQOLを阻害するようになる），といった理由により，やはり本当に難治でステロイド依存の場合は，手術を選択すべきと考えられます．

❶ 使用するステロイドの種類，剤型と使うシチュエーション

　UC治療では，経口，静注，局所製剤（坐剤，注腸，注腸フォーム）として使用します．経口，静注としてはプレドニゾロンを使用します．局所製剤には，プレドニゾロン，ベタメタゾン，ブデソニドがあります．局所製剤の使用法については次項で解説します．

❷ 経口プレドニゾロンの使用法

　とにかく，寛解導入薬としてのみ使用し，必ず漸減中止する，という方針のもと，投与を開始します．

投与対象	中等症強めの左側大腸炎または全大腸炎型
投与開始量	30～40 mg/日，基本は30 mg/日ですが，大柄な男性などでは40 mg/日

　基本は，朝，夕の分2投与です．UCの症状は未明から朝方に強いためです．副作用として不眠が出るときのみ朝，昼投与にします．

　具体的投与法は別項で記載します（p.91，第3章A参照）．

❸ ステロイド抵抗性とステロイド依存性

　一般医の診療対象となる中等症までだと，上記のプレドニゾロン30～40 mg/日を2週間投与しても，まったく改善がない場合をステロイド抵抗性といいます．一方，ステロイドは効くけれども，漸減途中や中止してすぐに再燃してしまう場合，ステロイド依存性といいま

す．**抵抗性，依存性ともに「難治」としてひとくくりにされてしまう傾向にありますが，まったく違う状況です**．ステロイドが効かない抵抗性はステロイド以外の方法で寛解導入をしなければなりません．一方，ステロイド依存性では，ステロイドは効くので，寛解導入療法はステロイドでも構わないのです．ステロイドを減量，中止すると再燃する，というのはきちんと寛解維持ができていない，という状況です．したがって，ステロイド依存性の患者さんには，適切な維持療法を考えなければならないのです．具体的な維持療法は**第3章B(p.96)**を参照してください．

ここだけの話

ステロイドのダメな使用法

① プレドニゾロン 10〜20 mg/日程度で開始する

　プレドニゾロンの最低開始用量は 30 mg/日です．それ以下の中途半端な量では，有効性が得られない場合があります．

② 5 mg/日で再燃したら，10 mg/日に増量する

　漸減途中で再燃した場合は，最初の投与量に戻します．中途半端な増量は効果がないばかりか，いつまでも投与を続けてしまうような誤った医療につながります．

③ いつまでも投与し続ける

　少量（5〜10 mg/日など）のステロイドを延々と継続することには，ほとんど意味がなく，有害事象を増やすだけです．

❹ 静注薬を使うシチュエーション

　重症例，すなわち入院が必要になるような例にのみ静注薬を使います．1〜1.5mg/kg/日の量（おおむね，60mg/日または80mg/日）で使用します．専門施設での治療となるので，本書では詳細は省きます．

❺ ステロイドの副作用とその対策

満月様顔貌，肥満

　これはステロイド開始後1ヵ月くらいして目立ってきます．女性などでは結構気にする人もいますが，どうしようもありません．食べすぎて体重が増えすぎないように指導し，ステロイドを中止したら必ずもとに戻ることを説明します．

ざ瘡

　これもかなりよく出る副作用です．若い人に多く，男性でも結構気にします．最近は，ざ瘡に対するよい塗り薬も出ているので，そういうもので対処します．

感染症

　ニューモシスチス肺炎が有名です．若い人ではあまり気にする必要はありませんが，高齢者は発症すると致命的にもなりうるので予防薬であるST合剤を投与します．おおむね60歳前後以上の人には併用したほうがよいでしょう．

骨粗鬆症

　最近は，ステロイド使用＝骨粗鬆症予防薬投与というふうな風潮ですが，UCに対するステロイドの場合，短期的な投与にするのが原則なので必ずしも骨粗鬆症に対する薬剤投与は必要ないと思います．ただし，意に反して長期投与になってしまった場合や，高齢者などでは併用したほうがよいかもしれません．

精神症状，不眠

　精神症状は見過ごされやすい副作用の1つで，ステロイド使用により，イライラ，不安，うつ，などが出現します．ステロイド投与後にそういった変化がないか，診察時に観察したり，家族に聞いてみたりすることが重要です．出現した場合は速やかに減量，中止し，その後は投与しないのが無難です．

　不眠はしばしば出現します．不眠が問題となる場合は，朝・夕投与でなく朝・昼投与にし，場合によっては睡眠導入剤を処方します．

耐糖能異常

　糖尿病の素因のある人や高齢者では高血糖などの耐糖能異常が出現しやすいです．もともと糖尿病を有する人に対してステロイドを処方すると異常な高血糖になることもあるので，その際は専門医などにコンサルトすべきです．

消化性潰瘍

　NSAIDs を併用しないステロイド投与では，消化性潰瘍の心配はほとんどないと思います．したがって，特段，予防のための PPI の処方などは必要ありません．

緑内障，白内障

　やはり高齢者や予期せぬ長期投与になった場合には，眼科受診を勧めます．

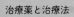
SECTION

E 局所製剤の使いかたと注意点

ここがキモ！

・坐剤と注腸剤，5-ASA 製剤とステロイドをうまく使い分ける
・最近は，ブデソニド注腸フォームが患者さんの受け入れがよい

　局所製剤とは，肛門から挿入する薬のことです．剤型では坐剤と注腸剤があり，成分では 5-ASA 製剤，サラゾスルファピリジンとステロイドがあります．注腸剤には液体のものとフォーム剤があります（表 3）．肛門に近い病変には，ドラッグデリバリー的に肛門から薬剤をいれたほうが有利です．とくに 5-ASA 製剤は経口投与では特殊コーティングが必要であるのに対し，局所製剤ではその必要もなく，患部に高濃度に曝露させることができます．

❶ 坐剤と注腸剤の使い分け

　坐剤は直腸とくに Ra/b（肛門から 10 cm 以内）に限局する炎症に対して用います．注腸および注腸フォーム剤はそれより広く，左側大腸までの炎症に対して使用します．直腸型，左側腸炎型に限る必要はなく，「全大腸炎型なんだけど，直腸に少し炎症が残存して血便症状が出て困る」，というような場合に，これまでの治療に坐剤を追加する，というような使いかたもします．

❷ 5-ASA 製剤とステロイドの使い分け

　基本は 5-ASA 製剤を使用します．副作用が少ないのと，寛解導入後に維持治療として使用し続けても問題ないからです（維持効果はあ

表3 局所製剤

	商品名	薬剤成分	長所	短所
坐剤	ペンタサ®坐剤	メサラジン	直腸にメサラジンを高濃度に分布	硬く, 挿入しにくい
	サラゾピリン®坐剤	サラゾスルファピリジン	ふつうの坐剤で入れやすい	下着などに赤色が付着してしまうことあり
	リンデロン®坐剤	ベタメタゾン	ステロイドなのでやや強力	依存が起こりうる
注腸	ペンタサ®注腸	メサラジン	広範囲にメサラジンを分布	メサラジン濃度が薄まる. 液体量が多く, 初心者には入れづらく, すぐ出てきてしまう
	プレドネマ®注腸	プレドニゾロン	ステロイドだが局所での吸収は少なく, 副作用は少なめ	液体なのではじめは違和感あり
	ステロネマ®注腸	ベタメタゾン	強力なステロイド作用	依存が高頻度で起こり, ステロイド連用による副作用が出現することがある
	レクタブル®注腸フォーム	ブデソニド	フォーム剤なので違和感少ない. 副作用の少ないステロイド	うまくできない人がいる. ノズルが固め

(加藤順:かとじゅん流 IBD 診療, p.38, 学研メディカル秀潤社, 2021 より許諾を得て転載)

りますが, アドヒアランスが保てるかはまた別問題です). 5-ASA 製剤がイマイチ, もしくはペンタサ®注腸を行うのが難しい場合, ブデソニド注腸フォーム (レクタブル®) を使用します. ステロイド製剤は, 症状改善後は使用を中止するのが基本ですが, 中止するとまた症状が悪くなる例も比較的多く経験されます. その点, ブデソニドは副作用の少ないステロイドのため, やや長期に使用したり, 繰り返し使用してもあまり問題は起こりません. したがって, 受け入れの問題で, ペンタサ®注腸は飛ばしてレクタブル®を使用する場合も多いです.

❸ 各製剤の特徴

ⅰ 5-ASA 製剤
ペンタサ®坐剤

　5-ASA の坐剤で, 坐剤の第一選択です. 通常の坐剤と違い, 硬く

て入れづらい一方，水に入れるとすぐにバラバラになります．水に少し濡らすか，ワセリンを一緒に処方して，挿入する際に坐剤にワセリンを塗り，肛門に強めに押し込むように指導します．ペンタサ®坐剤もペンタサ®注腸もペンタサと名前がついていますが，コーティングはされていません．また，両者ともメサラジンの含有量は1gで同じですから，直腸病変には坐剤のほうが高濃度で曝露させることができるので有利です．

ペンタサ®注腸

　100 mLの溶液に1gのメサラジンが入っています．注腸は最初は患者さんも抵抗がありますが，慣れると意外と受け入れられる人も多いです．寛解を得られたあとに継続することで寛解維持効果もあります（p.102, 第3章C参照）．

サラゾピリン®坐剤

　ペンタサ®坐剤発売後はあまり使わなくなっています．下着などに赤い色がつくことがあります．

ii　ステロイド製剤

プレドネマ®注腸

　プレドニゾロンの注腸です．直腸からの全身への吸収量はさほど多くなく，全身性の副作用も比較的少ないです．レクタブル®の登場で使用頻度は減りましたが，患者さんによってはよく効くようで，コア

教えて！加藤先生！

ペンタサ®注腸の指導のしかた
・冬などでは，湯せんしたりして温めて使用する
・最初は全部（100 mL）入れきるのは無理なので，半分くらい入れば十分と指導
・上澄みを一部捨てて量を少なくしてから行うことも有効
・注入後すぐ出てくるのはしかたないので，気にしないように話す．直腸の炎症が取れてくると徐々に貯められるようになる

ここだけの話

注腸剤のジェネリック

　ペンタサ®注腸にはジェネリックが存在します．通常のジェネリックは錠剤やカプセルの剤型は先発薬とほとんど変わりませんが，このペンタサ®注腸のジェネリックは（現在2種類あり，2種類とも）形状が先発薬とまったく異なります．注腸は患者さん本人がやりやすい形状であることが重要であり，ジェネリックにすることによる形状の変化についてはやりづらくないか，などを十分にケアする必要があります．

なファンがいます．

ブデソニド注腸フォーム（レクタブル®）

　注腸剤が液体なのに対して，これは缶入りのフォーム剤です．イメージとしては，ヘアムースの泡みたいなものに薬剤を溶かしてある，といった感じです．注腸と違い，注入しても違和感がほとんどないので患者さんへの受け入れがよいです．ブデソニドは副作用の少ないステロイドで，たしかに連用しても副作用はほとんどみられません．効果は，とてもよく効くという人とイマイチという人に二分される感じです．1日2回がデフォルトですが，1日1回でも構いません．付属のノズルは使い捨てですが，やや硬いので，使用するときにワセリンなどを塗ってもらうとよいでしょう．また，たまに不良品があり，うまく出てこないことがあるようです．ちゃんと出てるかどうかは，外に試し打ちをしてもらえばわかります（空のペットボトルの中に向かって噴射するのがよいと思います）．

ベタメタゾン（リンデロン®坐剤，ステロネマ®注腸）

　古くから使われており，薬効成分はベタメタゾンです．なぜかリンデロン®坐剤は有効率はあまり高くありません．一方，ステロネマ®は強力な作用を示しますが，副腎機能抑制作用，依存作用が強く，この注腸単剤でステロイドの重篤な有害事象が生じ得ます．現在は両者とも使わないほうがよいでしょう．

SECTION

F アフェレシスの特徴と使用法

ここがキモ！

・非常に安全な治療法．ステロイド抵抗例にも有効性がみられる
・若干，めんどくさい

　アフェレシスとは，体外循環を回して血球成分を除去する治療です．CAP（cytapheresis）療法とよく呼ばれます．血球吸着用のカラムは従来から行われてきたアダカラム®と最近承認されたイムノピュア®というものがあります．かつて，セルソーバ®というカラム（LCAP といわれた）がありましたが，カラム材料が入手困難となったため製造中止になりました．アダカラム®は主に顆粒球と単球を，イムノピュア®はそれらに加え血小板も吸着します．両者で効果に大きな違いはないと思います．

❶ アフェレシスの特徴

　アフェレシスの一番の特徴は副作用がほとんどないことです．体外循環にナファモスタットを使う場合にその薬剤にアレルギーが出ることがまれにあるくらいです（ヘパリンや低分子ヘパリンを用いても通常問題ありません）．逆にマイナス点としては，手技がやや煩雑，医療機関への来院頻度が多くなる，滞在時間が長くなること，および高価なこと，です．

教えて！加藤先生！

アフェレシスはなぜ効くか？

　アフェレシスは，免疫担当細胞である白血球を除去するから効果が出るのでしょうか？　たしかにカラムの前後で採血をすると，白血球が減少しています．しかし，末梢血の白血球数はセッション終了後数時間でもとに戻るどころか，逆に数倍に増加します．脾臓などから動員されるものと思われます．活性化された悪い白血球を取り除いている，ということもいわれていますが，実ははっきりとした作用機序は解明されていません．ただ，UC に効くことは確かで，ステロイドですら効きづらいことのある疾患に効くのには，なにかしらの理由があるのだとは思います．

❷ アフェレシスのやりかたと寛解導入療法

　末梢静脈に2本，脱血用と返血用のラインをとります．1回約1時間で2L程度の血液を処理します．寛解導入療法としては，週1回以上，計10回まで施行可能です．週1回よりは週2回のほうが有効性が高いですが，それ以上の頻度にしてより早く良くなるかは不明です．実際は週2〜3回のペースで行うことが多いです．

　透析関係の臨床工学技士（ME）さんがいればどこでも対応可能だと思いますが，そうでない場合，アダカラム®に関しては発売元のJIMRO 社に問い合わせれば対応可能と思います．場合によっては，施行可能な透析クリニックなどを紹介してもらえます．上記のように，非常に安全であることがこの治療法の売りですから，開業医さんや非専門医の先生にも積極的に取り入れていただきたいものです．ただし，カラム1本の価格が約12万円しますので，難病医療費助成申請の済んでいない患者さんに使用する場合は注意してください．

　効果は4〜5回行った頃から出現します．したがって，週2回行っても改善するまでに2週間以上はかかることになります．50〜60%程度の患者さんには効果がみられます．

❸ アフェレシスを行うタイミングとアフェレシス向きの患者さん

ⅰ 病態

　中等症やや重め，ステロイド中等量（プレドニゾロン 30 mg/日）を使用する，と考えるような患者さんはそのまま，ほぼアフェレシスの適応となります．ただし，効果発現が比較的ゆっくりであることから，あまりに重症度が高い症例，病状の悪化速度が速い症例には向きません．一般的には，まず中等量ステロイドを使って効きが悪い（ステロイド抵抗性）場合の第一選択といえます．

ⅱ 社会状況

　週2回程度，1時間以上の医療機関滞在が必要なので，仕事などで忙しい人は難しいかもしれません．ただし，透析クリニックなどで行う場合は夜間透析を行っている施設であれば，仕事が終わってからの時間に対応してくれる場合もあります．

ⅲ その他

　末梢に2本，18 G 相当のラインが取れない人は施行が困難です．エコーで血管を探したり，大腿静脈を穿刺したりすることもありますが，外来で一般的に行うのは困難でしょう．

❹ アフェレシスによる寛解維持療法

　2022 年1月より，アフェレシスによる寛解導入療法に有効性が認められた患者さんには，その後2週間に1回のペースで治療を継続することにより，維持療法として使用することができるようになりました．アフェレシス治療には非常によく反応する人がおり，そういう患者さんでは維持療法は良い適応になるかもしれません．ただ，いつまで継続するのか，という問題も出てきます（保険適用は一応，48 週後まで）．

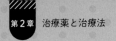

G チオプリン製剤の使いかたと注意点

ここがキモ!

・ステロイド依存例などの寛解維持療法に使用する
・効果発現が緩徐で，副作用が多いため，使い方にコツがいる

　ステロイドはずっと使っててはいけません，といわれても，ステロイドを漸減していくと再燃する患者さんがいると思います．チオプリン製剤（アザチオプリン，メルカプトプリン）は，そういった患者さんに対して処方して，ステロイドを使わなくても再燃しないようにする，といった薬です．ただ，副作用の比較的多い，処方にコツのいる薬剤ですので，こんな薬出してられない，という人は，少なくともこの薬を導入する際は（ステロイド依存になった時点で）専門家にまかせてもよいかもしれません．ただ，そういう場合でも，病診連携などを考えた場合，この薬剤が投与されて落ち着いた人のフォローが必要になるかもしれません．少なくとも，どういう立ち位置の薬で，どういうことに気を付けたらよいかについては知っておいていただきたいと思います．

❶ チオプリン製剤の特徴

　チオプリン製剤は，核酸アナログで，免疫細胞のDNA合成を阻害して免疫抑制作用を発揮すると考えられており，アザチオプリンとメルカプトプリンがあります．アザチオプリンはメルカプトプリンのプロドラッグであり，体内ですみやかにメルカプトプリンに代謝されます．したがってどちらを使ってもよいわけですが，日本で保険適用に

なっているのはアザチオプリンのみです．なお，後述するように，実はメルカプトプリンのほうが副作用が少なく，投与しやすいです．メルカプトプリンは非常に安価な薬剤（1日薬価でおおむね20〜80円くらい）であり，UC患者に処方したときに査定されることはまずありません．

　ステロイド依存性など，うまく寛解維持ができない患者さんに対して処方する薬ですが，古くからある薬ですので，使いかたが難しいのが難点です．使いかたを難しくしている理由は，以下の3点です．

①効果発現がゆっくりなこと：効果発現は極めてゆっくりで，投与開始から2〜3ヵ月たって効いてくる，と考えておいたほうがよいでしょう
②副作用が多いこと：下記に述べる強い骨髄抑制以外にも，投与初期に起こる嘔気，胃痛，頭痛などの副作用は比較的多いです．投与開始1〜2ヵ月後に起こる膵炎，肝障害も比較的頻度が高いです
③患者さんごとに至適投与量が異なる：下記の遺伝子多型の影響もありますが，遺伝子多型にあまり関係なく至適投与量が患者さんごとに異なります．アザチオプリンの場合25〜200mg/日くらいまでのバラツキがあります

　一方で，よく効いたときには，最近の生物学的製剤も目じゃないほど，しっかりとした寛解維持が得られます．これが，生物学的製剤が多数開発される時代になってもチオプリン製剤が使われる理由です．

❷ チオプリン製剤と *NUDT15* 遺伝子多型

　チオプリン製剤を使用する前に必ず検査するのが，*NUDT15* 遺伝子多型です．以前から，チオプリン製剤を投与した患者さんで，約100人に1人，白血球が1,000を切るほどの骨髄抑制と同時に頭髪が全部抜けてしまうような高度の脱毛をきたすような副作用を呈する人がいることが知られていました．その後の韓国で行われたGWAS

の結果から，チオプリンの代謝にかかわる *NUDT15* 遺伝子多型がリスクホモ（Cys/Cys）の人がこのような高度の副作用を呈することがわかりました．このような患者さんでは少量服用しただけで効きすぎてしまうのでこのような副作用が出てしまうのです．この遺伝子多型が野生型（Arg/Arg）の人は日本人で約85%，リスクヘテロ（Arg/Cys）の人は約15%です．リスクホモの人にはチオプリン製剤は投与禁忌，リスクヘテロの人は減量して投与します．

なお，このリスク型の *NUDT15* 遺伝子多型は日本，韓国など東アジアでは多く，西洋人にはあまりみられないことが知られています．検査結果が出るまでには外注で1週間強はかかりますので，この患者さん，もしかしたらチオプリン製剤が必要かも…と思った時点であらかじめ調べておくことが重要です．なお，保険適用で，保険点数は2,100点です．難病医療費助成の申請（**p.181, 第5章K参照**）が済んでいない場合には，そこそこの自己負担額が生じるので注意してください．

❸ チオプリン投与対象と投与開始するタイミング

ステロイド依存性（**p.98, 第3章B参照**）などの，寛解維持ができない患者さんが投与対象です．5-ASA製剤高用量を併用しているにもかかわらず，ステロイド依存となった患者さん，というのが一番の適応です．再燃した患者さんにはまず，ステロイドまたはアフェレシスにて寛解導入療法を行います（専門医はタクロリムスも寛解導入療法の1つとして使用します）．チオプリン製剤は寛解導入が終わったあとに再び再燃しないように使用するわけですが，効果発現に時間がかかるため，寛解導入治療開始（すなわちステロイドの投与開始・再増量，またはアフェレシス治療の開始）時点からチオプリン製剤も投与開始します．

❹ チオプリン製剤の使いかたの実際

まずはあらかじめ *NUDT15* 遺伝子検査をしておきます．野生型（Arg/Arg）の人はアザチオプリン50 mg（1錠)/日（体重が50 kg

以下の女性などでは，25 mg（0.5 錠)/日）で開始します．リスクヘテロの人はその半量です（12.5 mg は難しいので，25 mg/日の隔日投与とする）．投与開始時には，嘔気などの投与開始してすぐに出る副作用について説明し，嘔気などで継続服薬が困難であれば自己判断で中止してもらいます．その後 2 〜 4 週後に再診して副作用が出ていないことを確認したのちに，4 〜 8 週ごとくらいに血液検査をみながら増量していきます．

　至適投与量の推定は，白血球数と MCV（平均赤血球容積）で行います．白血球数が 3,000/μL 程度，MCV が 100 fL 程度となるくらいがちょうどよい投与量です．NUDT 野生型の人でおおむね 100〜150 mg/日前後，リスクヘテロの人でその半量くらいです．なお，ステロイドが投与されている場合には白血球数はあてにならないことに，鉄欠乏性貧血がある場合は MCV はあてにならないことに注意してください．

　なお，チオプリン製剤の代謝産物である 6TGN（6-チオグアニンヌクレオチド）の濃度を測定して，チオプリン製剤の至適用量を決定する方法もあります（保険適用外）．

❺ アザチオプリンとメルカプトプリンの使い分け

　メルカプトプリンのほうが副作用が少ないのですが，筆者は一応，日本の保険に敬意を表して，アザチオプリンから投与開始しています．アザチオプリンにて嘔気，頭痛などの副作用が出た場合に，メルカプトプリンに変更します．肝障害の多くもメルカプトプリンへの変更でクリアできます．なお，変更の際は，アザチオプリン 50 mg に対し，メルカプトプリン 25 mg が同等の用量となります．

❻ チオプリン製剤の副作用とその対策

嘔気，頭痛，胃痛など
　内服開始 2 〜 3 日で出現，メルカプトプリンへの変更．
肝障害
　投与開始 1 〜 2 ヵ月で出現，メルカプトプリンへの変更．

骨髄抑制

　NUDT 多型にかかわらず，投与量が多くなると白血球減少（たまに赤血球が減少する人もいます）がみられます．投与後数年たって出る場合もあります．投与量を減量または投与を一時中断します．なお，チオプリン製剤は，5-ASA 製剤と併用することが多いですが，5-ASA 製剤との併用でも効果が増強することが知られています．チオプリン製剤を投与して少し白血球が減りすぎたときなどに，チオプリン製剤の量はそのままにして，5-ASA 製剤を減量して調節するような工夫をすることがあります．

感染症

　免疫抑制作用のため，感染症を惹起することがあります．日和見感染症などはあまり多くなく，「風邪をしょっちゅうひく」，「風邪をひいたらなかなか治らない」といった訴えが多いです．あまりにこういうエピソードが多い場合は，減量・中止を検討します．

脱毛

　NUDT15 多型が野生型の人でも投与開始 2 ～ 3 ヵ月後程度（ちょうど薬効が出現する頃）に脱毛が目立つ人がいます．とくに女性で気にする人が多いです．こういう人でも，その時期をがまんして服薬を継続してもらうとまたあまり抜けなくなります．毛髪は服薬を中止すれば必ずもとには戻る（大量に抜けた場合，もとに戻るのに多少時間がかかりますが）ことを説明し，この時期はできるだけがまんして服薬を継続してもらいます．

膵炎

　投与開始後 1 ～ 2 ヵ月で出現．メルカプトプリンでも出現することが多く，この場合投与は断念します．

リンパ腫

　チオプリン製剤を使用している IBD 患者では悪性リンパ腫を含むリンパ増殖性疾患の頻度が上昇することが海外で報告されています．発症率はチオプリン製剤未使用の IBD 患者の 4 倍程度という報告が多いです．服薬を中止するとリスクはもとに戻ります．日本人ではさほどリスクは上昇しない，との報告もありますが，一応，注意すべき

でしょう．一般的にチオプリン製剤がよく効いてUC関連発癌を減少させたり，日々のQOLが向上するメリットが，リンパ増殖性疾患発症のリスクのデメリットを上回ると考えられています．

ここだけの話

チオプリン製剤とアロプリノールとの併用について

　アザチオプリンは一部，キサンチンオキシダーゼにて分解されます．そのキサンチンオキシダーゼを阻害するアロプリノールと併用すると，効果が増強してしまうため，アロプリノールと併用する際には投与量を1/3〜1/4に減量することが必要です（これはアロプリノールの添付文書に記載があります）．ただ，このことを逆手にとって，アザチオプリンで副作用が出る際などに，わざとアロプリノールと併用（50〜100 mg/日）することで，少量投与で効果の増強を狙ったり，投与量を減らして副作用を回避したりする場合があります．具体的には，①肝障害が出る場合，②投与量が150 mg/日を越えるが，効果がイマイチな場合，に有効なことがあります．なお，併用するキサンチンオキシダーゼ阻害薬はフェブキソスタットでも構わないはずなのですが，フェブリクの場合は添付文書にアザチオプリンなどとの併用は禁忌，との記載があります（アロプリノールは併用注意，の記載）．

SECTION

H 重症，難治例に対する advanced therapy

ここがキモ！

・近年はさまざまな分子標的薬（生物学的製剤，JAK 阻害薬）などが使用可能となっている

・使用するなら，各薬剤の特徴と使いかたをよく知っておく必要がある

　近年，重症例，難治例に対して生物学的製剤などの新規薬剤の開発が進んでいます．免疫抑制薬のシクロスポリン，タクロリムスがもっとも前から使用され，その後，抗 TNFα抗体をはじめとする生物学的製剤が使われるようになりました．低分子薬の JAK 阻害薬や経口インテグリン阻害薬なども生物学的製剤（Bio と呼ばれる）と同等に扱われます．現在使用可能な Bio/JAK の主な特徴について**表 4**に示します．

　敷居が高いように感じる advanced therapy ですが，実は，さほど使い勝手が悪いわけではありません．どの患者さんに対してもおおむね投与量が一定であり，添付文書通りの投与のしかたをすれば大丈夫です．また，とくに最近の生物学的製剤は安全性も高いので，一般医でも注意すれば十分に使用できます．しかし，使用するにあたっては作用機序や効果発現のしかた，副作用など，最低限知っておかなければならないことがあります．また，共通することとして，おおむねすべての薬剤が高価であることです．したがって，使用前には難病医療費助成の申請（**p.181，第5章K参照**）を済ませておく必要があります．

　タクロリムス/シクロスポリンそして最近認可されたカルテグラストメチル以外の advanced therapy は，寛解導入と維持がセットになっている，すなわち，調子の悪いときに導入し，効果があったら維

表4 Bio/JAK の主な特徴

	一般名	商品名	投与法（維持期）	長所	短所	値段
抗TNFα抗体	インフリキシマブ	レミケード・インフリキシマブBS®	8週ごと点滴	早く効く効く確率も高い	**点滴長時間**副作用やや多い投与時反応多い	19〜32万円/回（BSはその50%弱）
	アダリムマブ	ヒュミラ・アダリムマブBS®	2週ごと自己注射	自己注射**増量可能**	有効率高くない	53,516円/本（BSはその64%）
	ゴリムマブ	シンポニー®	4週ごと皮下注射	副作用少ない自己注射	有効率高くない	22万円/回
抗インテグリン抗体	ベドリズマブ	エンタイビオ®	8週ごと点滴	**感染性副作用が少ない**	効きがゆっくり	28万円/回
	カロテグラストメチル	カログラ®	1日3回内服	**副作用少ない**	飲む錠数が非常に多い	4,800円/日
IL12/23抗体	ウステキヌマブ	ステラーラ®	8〜12週ごと皮下注射	副作用少ない	**8週ごとだとかなり高価**効きがゆっくり	76万円/回
JAK阻害薬	トファシチニブ	ゼルヤンツ®	1日2回内服	経口薬早く効く	やや副作用多い（帯状疱疹）妊娠時の安全性未確立	2,660円/錠
	フィルゴチニブ	ジセレカ®	**1日1回内服**	経口薬	妊娠時の安全性未確立男性不妊の問題が未解決	4,890円/200mg錠

BS：バイオシミラー

持療法としてずっと継続する，というストラテジーです．タクロリムス/シクロスポリンは寛解導入専門薬と考えてよいので，良くなったあとには適切な維持療法（通常はチオプリン製剤）を考える必要があります．

❶ advanced therapy の種類と特徴

a タクロリムス/シクロスポリン

　カルシニューリン阻害薬で，臓器移植後の拒絶反応を抑えるためにも使用される非常に強い免疫抑制薬です．ステロイド抵抗性で入院するような重症例の第一選択です．タクロリムスは主に経口で，シクロスポリンは点滴持続静注で使用します．いずれも，血中濃度をモニターしながら用量を調節するので，血中濃度が院内測定できない施設では使えないと考えたほうがよいでしょう．タクロリムスは経口投与なので，血中濃度が院内測定できる施設では専門医が外来で中等症に使用することもあります．一般医が使うことはまずないと考えてよいですが，現状では重症 UC に対してもっとも効果が高い治療と考えてよいので，一般医で手に負えなくなった場合に専門施設に紹介後，使われることがあることを知っておいてください．

b 生物学的製剤

　生物学的製剤とは，バイオテクノロジーで作製された高分子の蛋白製剤です．IBD で使用されるものは，主に炎症性サイトカインや炎症のメディエーターに対する抗体製剤です．UC では，現在 3 つの作用機序の抗体薬が適用となっています．

i 抗 TNF α 抗体

　炎症性サイトカイン TNF α に対する抗体薬で，次の 3 製剤が使用可能です．

インフリキシマブ

　インフリキシマブは IBD 領域で初めて使われた生物学的製剤で，8 週に 1 度の点滴静注製剤（導入期は間隔をつめて投与します）です．UC に対しては，抗 TNF α 抗体のなかではもっとも有効な薬剤で，とくに重症例に対する効果や即効性に優れています．マウス成分を含むキメラ抗体であるため，抗原性があり，投与時反応（投与時にアレルギー症状などが出る）などがときにみられるのと，二次無効（一旦

効いたのに，その後に効かなくなってくる）が比較的起こりやすいです．

アダリムマブ

ヒト抗体で，皮下注射製剤です．2週に1回自己注射を行います．ヒト抗体ですが，変異が挿入してあるため，抗原性があります．投与時反応は少ないですが，二次無効は起こり得ます．即効性はあまりありません．効果減弱時には，2週に1回の倍量投与もしくは週1回の短縮投与をすることができます．

ゴリムマブ

抗TNFα抗体のなかでは最新の技術で作られたヒト抗体で，抗原性がほとんどなく，二次無効が起こりにくいとされます．4週に1度の皮下注射製剤（初回のみ2週後）で，自己注射が可能です．即効性はありません．

ⅱ 抗インテグリン抗体

リンパ球に発現するα4β7インテグリンに対する抗体薬です．このインテグリンは消化管の血管内皮細胞に発現するMAdCAM-1と結合し，結果，リンパ球が腸管内に浸潤し炎症を惹起します．そこをブロックするので，腸管特異的に炎症を抑えるという作用機序です．この作用機序から，全身の免疫を抑えることがないと考えられ，感染

教えて！加藤先生！

バイオシミラーとは？

生物学的製剤のジェネリック版のことです．高分子の生物学的製剤は，その製法上，まったく同じ構造のものが作れません．そのため，同じ製法で作られ，有効性や安全性が同等と認められたものをバイオシミラーといいます．現在IBDの領域では，インフリキシマブとアダリムマブのバイオシミラーが使用可能です．価格は先発薬の50～60%程度ですが，IBDで生物学的製剤を使用する人は難病医療費助成制度で支払額が一定であるためバイオシミラーにしても窓口支払い額が変わりません．したがって，いまのところ広く使われるには至っていません．

症の副作用が非常に少ないという特徴をもちます．8週に1度の点滴静注製剤（やはり導入期は投与間隔をつめる）です．即効性はあまりありません．

ⅲ 抗 IL 12/23 抗体

IL 12 と IL 23 は共通した蛋白 p40 をもち，それに対する抗体薬です．これらのサイトカインに依存したリンパ球の分化や他のサイトカインの誘導などをブロックします．8～12週ごとの皮下注射（初回のみ点滴静注）で，副作用は非常に少ないですが，効果発現は比較的緩徐です．

ⅳ JAK 阻害薬

トファシチニブ

JAK 阻害薬は，生物学的製剤ではなく通常の薬と同様の低分子の内服薬です．JAK という炎症性サイトカイン受容体に結合した蛋白を阻害し，サイトカインによる細胞内シグナルをブロックします．内服薬で患者さんの受け入れがよく，比較的即効性もあります（効果発現は2週間以内に期待できる）．副作用としては帯状疱疹が比較的多くみられます．効果のあった患者さんでは，コレステロールが高くなることが多いです．

フィルゴチニブ

JAK には JAK1，JAK2，JAK3，TyK2 という4つのサブタイプが存在します．トファシチニブは JAK1, 2, 3 を全体的にブロックしますが，フィルゴチニブは UC でとくに関係が深いといわれている JAK1 を比較的選択的にブロックします．1日1回の投与でよく，帯状疱疹の発生率が比較的低いとされています．

ⅴ 経口インテグリン阻害薬

カロテグラストメチル

経口の α4 インテグリン阻害薬です．生物学的製剤のベドリズマブ同様，リンパ球が腸管に遊走するのを阻害します．副作用の少ない経口薬です．ベドリズマブが α4β7 インテグリン阻害薬であるのに対し，この薬剤は α4 インテグリン阻害薬なので，脳へのリンパ球輸送にかかわる α4β1 インテグリンも理屈上阻害します．同様の作用機

序をもつ生物学的製剤ナタリズマブの長期使用で進行性多巣性白質脳症（PML）の発症がみられる（本薬剤では一例もみられていない）ことから, 長期投与が制限されています（6ヵ月まで）.

❷ 一般医における Bio/JAK の使いかた

ⅰ B型肝炎, 結核の検査を事前に行っておく

いずれも免疫抑制治療により, 潜在性感染が再活性化する可能性がありますので事前に検査し（HBV は HBc 抗体までのチェックが必要. 結核は IGRA などの検査を行う）, 陽性なら対策をする必要があります. 対処法に自信がなければ専門医に依頼したほうが無難です. とくに抗 TNFα 抗体では, まれに結核が発症するので要注意です. 事前に胸部 X 線写真も撮っておいたほうがよいでしょう.

ⅱ 適応をきちんと見定め, 薬剤を選択する

以下の 2 点は絶対の条件です.

①ステロイド抵抗性もしくは依存性であるか？
②チオプリン製剤を投与しても無効, もしくは副作用で飲めないか？

その条件をクリアしたのち, 患者さんを 2 群に分けてください.

	患者像	使用薬剤
A 群	いわゆる慢性持続型で, 悪化のしかたは緩やか. 効果発現は 2～3 ヵ月後でも構わない	どの製剤でも使用可能
B 群	再燃寛解型で, 悪化のしかたは比較的急速. 2 週間後には薬効が出てもらわないと困る	インフリキシマブと JAK 阻害薬のみ適応となる

ⅲ 効いたら基本的にはずっと継続する

薬効がみられたら, 効果が持続しているかぎりずっと継続です. 感染症の発現には十分注意し, ときに胸部 X 線検査などを行ったほうがよいです.

❸ 一般医に使いやすい Bio/JAK について

ベドリズマブ

その作用機序から，全身の免疫を抑えることがないので，安全性が高く，使用しやすいといえます．高齢者などにも向いています．

ウステキヌマブ

この薬剤も免疫抑制作用が少なく，安全性が非常に高いです．8〜12週に1回の皮下注射と利便性も優れています．やはり高齢者にも向いています．

トファシチニブ，フィルゴチニブ

内服薬なので比較的処方しやすいです（安くはないです）．副作用もさほどありませんが，帯状疱疹についてきちんと対処法を説明しておくことが重要です．

❹ その他

気を付けなければいけないのは，どの薬も患者さんによって効いたり効かなかったりすることです．いまのところどういう患者さんにどの薬剤が効くか，を見分ける確かなマーカーはありません．しかし，多くの薬があるからといって，どんどんとっかえひっかえ使ってよいというものではありません．こういった薬剤は1〜2剤使っても効果がみられなければ，専門家に必ず相談してください．思わぬ落とし穴［感染症の合併など（p.176, 第5章I参照）］があったり，手術の適応を考えるべきだったりするからです．

新薬，新規治療の開発状況

UC 領域では常になにかしらの新薬，新規治療の開発が進んでいます．本書発売時には，下記のうちにすでに保険適用になっているものもあるかと思われます．

❶ JAK1 選択性阻害薬ウパダシチニブ

UC に対する JAK 阻害薬は，トファシチニブとフィルゴチニブが保険適用でしたが，もう1剤ウパダシチニブが加わる予定です．フィルゴチニブ同様 JAK1 選択性で1日1回投与となる予定です．

❷ 抗 IL23 抗体

ウステキヌマブが，IL12 と IL23 が共通してもつ p40 という蛋白に対する抗体薬であるのに対し，IL23 だけがもつ p19 をターゲットとした抗体薬が多数開発中です．ウステキヌマブと同様，安全性の高い薬剤として期待されています．しかし，CD ではおそらくウステキヌマブより有効性が高いことが期待されていますが，UC に対してはウステキヌマブの効果を越えるかどうかは未知数です．

❸ S1P 受容体作動薬

リンパ球の S1P（スフィンゴシン1リン酸）受容体に S1P が結合することで，リンパ球がリンパ節から末梢血中に移入されるようになります．S1P 受容体作動薬は，この受容体に結合することでリンパ球の末梢血への移入を阻害します．多発性硬化症に使われているフィンゴリモドを改良した製剤が登場する予定です．フィンゴリモドには黄斑浮腫や不整脈などの副作用がみられますが，改良された薬剤ではそのような副作用があまり出現しないように作られています．5-ASA 以上ステロイド未満の経口薬としての位置づけが想定されています．

第3章

実践，UC 診療

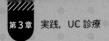

SECTION A 状況別標準治療と処方の具体例

ここがキモ！

- ・病型と活動性に応じて初期治療を行う
- ・寛解導入とその後の維持療法を意識する

　ここでは標準的な治療法について解説します．再燃時の詳細については別項（**p.104, 第3章D参照**）でも解説します．

　まずは，（**p.27, 第1章E参照**）で述べたように，患者さんの病態を病型と重症度で分けてください．病型では直腸炎型を別に扱うこと，重症度では中等症が広くなるので，中等症軽めと中等症重めに分けることが重要です（**図1**）．

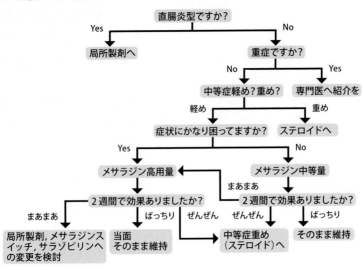

図1　**標準治療のフローチャート（主に 5-ASA の使い方）**

（加藤順：かとじゅん流 IBD 診療，p.34，学研メディカル秀潤社，2021 より許諾を得て転載）

❶ 直腸炎型

　直腸炎型は大きく2つに分けます．困っている（気にしている）か，困っていない（気にしていない）か，です．

　直腸炎型には，症状もほとんどなく，たまに便や紙に血液が付着するくらいで生活に困っていない人と，テネスムス症状などがあり，生活上症状が気になる，やや困っている，という人とに分かれます．前者は，たまに健康診断の便潜血陽性などで発見される場合もあります．困るか困らないか，については患者さん本人の生活習慣や仕事や学校の状況，あとは本人の性格などによっても変わってきます．紙に血が付着するだけで，とくに困っているようにはみえないのに，神経質な性格でとにかくなんとかしてほしい，という人もいます．そういう人は，とりあえず困っている人，に分類します．

a 直腸炎型で困っている人

　患者さんは，医師からの処方としてはおおむね内服薬を希望します．ですので，いきなり局所製剤というのはアドヒアランスの面からも避けたほうがよいと思いますが，UCでも直腸炎型のみは坐剤から開始します．

i 寛解導入期

まずは5-ASAの坐剤で開始します．

>
> 　ペンタサ®坐剤(1g)　1日1回　14日分

上記でイマイチなら，レクタブル®を使用します．

> 処方例
> 　レクタブル®注腸フォーム　1回1噴射　1日2回　14日分

　これでも効果がなければ，p.89の「❷中等症軽めの左側型～全大腸炎型」の治療に移行します．

ii 寛解維持期

上記の局所製剤を漸減・中止します．ペンタサ®坐剤なら隔日投与とし，その後2〜3日間隔をあけて大丈夫なら中止します．レクタブル®であれば，まずは1日1回とし，その後やはり間隔をあけていって中止します．

iii 再燃時

導入治療を再開します．今度は維持期にも投与中止はしません（ただし，よくなったらやっぱり中止したい，という人に関してはまた中止，また再開，ということをしても可です）．ペンタサ®坐剤なら毎日や隔日投与をずっと継続するようにします．レクタブル®なら，改善後は，5-ASA の坐剤や注腸に変更するか，5-ASA の内服薬で維持するようにします（次ページの「❷中等症軽めの左側型〜全大腸炎型」参照）．

b 直腸炎型で困ってない人

貧血がなければ（ほとんどの人はありません），一旦無治療で経過観察します．症状が強くなったりして，困るようになったときに上記の治療を開始します．

上記のように，直腸炎型のみは無治療で経過観察，または一旦治療を中止，という選択肢があり得ます．直腸炎型では，治療を中止しても（治らないまでも）あまり困ったことにならない人も結構います．当初は気になっていた，たまに血液が付着する，といった症状も，放っておいても大きな問題とならないことを理解したのちは，あまり気にならなくなる人もいます．こういった人は，一旦終診とすることもあります．ただし，症状が悪化する（下痢になったり，排便回数が増えたりする）ような場合には，速やかに来院するように伝えます．これは，直腸型から万一，病変範囲が広がった場合（**p.28, 第1章E**参照）には，放置しておくと重症化する可能性があるからです．

❷ 中等症軽めの左側型〜全大腸炎型

ⅰ　寛解導入期

　5-ASA 製剤内服で治療を開始します．初期投与量は，症状などで困っている人とあまり困っていない人に分けて，困っている人には最大用量（3,600〜4,800 mg/日），困っていない人には中等用量（2,000〜2,400 mg/日）で開始します．用量依存性に効果を発揮する 5-ASA 製剤は本来は全例最大用量で使用開始したほうが有利なのですが，近年，不耐例（p.56，第2章C参照）が増加しており，用量依存性で不耐症状が出ることもあるので，症状で困っていないときには中等用量で開始します．ただ，やはり左側型以上の広がりをもつと困っている人のほうが多いので，最大用量で開始するほうが多いです．

　はじめて 5-ASA 製剤を処方する際には，投与初期に起こりうる不耐症状について，必ず説明するようにします． もし，不耐症状が生じたら，とりあえず患者さん自身の判断で服薬を中止し，次回外来時に申告してもらうようにします．これを言っておかないと，下痢がひどくなったり，高熱が出たりしてもじっと我慢して飲み続けてしまい，次の外来に来たときには思わぬ重篤な状態になっている場合があります．

処方例

　　困っているとき，下記のいずれかをまずは 14 日分処方
　　ペンタサ®顆粒 2 g　1 回 1 包　1 日 2 回　朝夕
　　アサコール®400 mg　1 回 3 錠　1 日 3 回　朝昼夕

　※困っていないときは下記の維持期の処方量を参照．
　まずは，14 日処方し，効果の有無と不耐症状の有無を確認します．
　効果が十分みられた場合は当分そのままの量で継続します．

ⅱ　効果があった場合の寛解維持

　効果のあった導入期の薬剤を減量してそのまま継続します．導入量から維持量への減量の時期については別項（p.108，第3章E）で解説し

ます．

　　ペンタサ®顆粒2g　1回1包　1日1回

　　アサコール®400mg　1回3錠　1日2回　朝夕

　上記の用量以下には減量しません．中等用量＝最低用量と認識してください．再燃しない限り，この用量のまま永遠に継続します．

iii 効果がなかった場合

　5-ASA製剤最大量を2週間投与してもまったく効果がない場合，ステロイドの適応なので，次ページの「❸中等症重めの左側型～全大腸炎型」の項参照．

　不耐症状がみられたときの対処法は次項（**p.94, 第3章B**）で説明します．

　なお，5-ASA製剤でもう1剤あるリアルダ®ですが，最高用量（4,800mg/日）を1日1回の内服でよい，という有利な点がある半面，やや有害事象が多く（不耐症状，頭痛，皮疹，肝障害など），ペンタサ®，アサコール®でイマイチな場合にスイッチする形で投与します．5-ASAのスイッチ法を含め，5-ASA製剤投与でもう一歩のときの対処法については**p.100, 第3章C**を参照．

ここだけの話

5-ASA製剤のアドヒアランスを上げるために1日の服用回数を減らそう

　5-ASA製剤は，寛解したのちもずっと服用を継続しなければなりません．その際には，内服のアドヒアランスが問題となります．内服のアドヒアランスが低下する（すなわち服薬をサボる）と再燃率が上昇することがわかっています．一方で，寛解期には症状もなくなっているので，アドヒアランスが低下する患者さんも少なくありません．アドヒアランスを上げるための工夫としては1日の服用回数を減らすのが一番です．そもそもリアルダ®は，アドヒアランス向上を目的として分1投与でもよいように開発されたものです．とくに若い患者さんの多くは昼の薬は飲みません（仕事や

学校などで飲むのが難しいことが多い）ので，アサコール®の場合も分3でなく分2とし，寛解期には分1でもよいでしょう．もしくは，昼に飲み忘れたら，昼の分を夕にもまとめて飲んでもよい，と話しておきます．

ⅳ 再燃時

再燃のしかたが，中等症軽めと同じような感じである場合，再度5-ASA製剤を最大用量まで戻します（落ち着かない場合は，下記の中等症重めの治療に移行します）．それで落ち着いたら，今度はもう，最大用量のまま寛解期も処方を継続します．

教えて！加藤先生！

そもそもなにをもって治療が効いているか？ ちゃんと寛解維持ができているか？ を判断するのか？

治療の有効性の判断はまずは症状の改善です．内視鏡所見の改善は症状の改善より遅れますので，内視鏡で改善状況を確認したい場合は症状改善から2〜3ヵ月はあとにしたほうがよいでしょう．また，寛解維持とは病気が落ち着いている状態（この定義は p.116，第4章A の「教えて！加藤先生！」参照）を保つことです．

❸ 中等症重めの左側型〜全大腸炎型

経口ステロイドが必要な状態です（図2）．

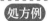
> プレドニゾロン®5 mg　1回3錠　1日2回　朝夕，または朝昼14日分

大柄な男性では 40 mg/日で開始します．基本は朝夕の分2投与，眠れなくなる人のみ朝昼とします．夕方に投与するのは，活動期 UC 患者の排便などの症状は，未明から朝方にかけてひどくなるからで

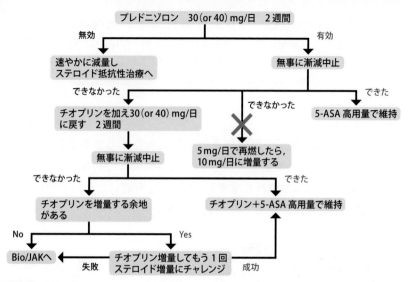

図2 標準治療のフローチャート（ステロイド初期治療とステロイド依存時）

す．

　この際，経口の 5-ASA 製剤も最大用量（上記）で併用するのが基本ですが，近年の不耐例の増加を考えると，最初はステロイドのみ投与し，2週間後以降，ステロイドの効果がはっきりしてきた時点で 5-ASA 製剤を加えるほうがよいかもしれません．

ⅰ 効果があった場合

　（40 mg/日 1〜2週）→ 30 mg/日 2週 → 20 mg/日 2週，で以降は，2週間に 5 mg/日程度で漸減です．10 mg/日以降は，もう少しゆっくりめの漸減でも構いません．また，5 mg/日未満は，副腎不全症状を予防するため，5 mg/日を隔日投与にするか，2.5 mg（0.5錠）/日をはさんでもよいでしょう．

ⅱ 効果がなかった場合

　2週間投与し，まったく効果がなければステロイド抵抗性と判断し次のステップとします（次項第3章B参照）．その際，ステロイドは（副腎不全にならない程度に）さっさと減量，中止して構いません（効いていないのですから）．1週間に 5 mg/日，もしくはもう少し早め

の減量でもよいでしょう.

ⅲ　維持療法

　ステロイド漸減中止後は,5-ASA製剤で維持をします.当分は高用量で継続したほうがよいでしょう.

ⅳ　再燃時

　ステロイドを初期投与量まで戻し,同じように漸減していきます.この際,10 mg/日で再燃したから15 mg/日に増量する,というようなことは決してやってはいけません(**p.60, 第2章D参照**).その後,維持療法のレベルをアップして,また再燃することがないようにします(**p.45, 第2章B参照**).具体的には,チオプリン製剤の追加を行います.チオプリンを十分量投与しても再燃してしまうようであれば,Bio/JAKの適応となります.

❹ 重症

　重症例は基本,入院して治療します.高用量のステロイド(プレドニゾロン60〜80 mg/日)をまず用います.難治例ではタクロリムスやシクロスポリン®,抗TNFα抗体のインフリキシマブなども使われます.いずれにせよ専門施設での治療となります.

B 初期治療がうまくいかないとき（5-ASA 不耐，ステロイド抵抗性・依存性）の対処法

ここがキモ！

- 5-ASA 不耐例では，サラゾピリン®が使用可能なことがある
- ステロイド抵抗例はアフェレシス，依存例はチオプリン製剤をまず考慮

ここでは初期治療がうまくいかないときの治療について，うまくいかない状況別に解説します．具体的には，5-ASA 不耐，ステロイド抵抗性，ステロイド依存性のとき，です．なお，このような場合は，チオプリン製剤を使用する可能性があるので，早めに *NUDT15* 遺伝子多型（**p.71, 第2章G参照**）の検査をしておきます．また，チオプリン製剤の具体的な使用法についても**第2章G(p.72)**を参照してください．

❶ 5-ASA 不耐時（副作用で使えない）の対処法

a 別の種類の 5-ASA 製剤を使用する

5-ASA の副作用は，すべての 5-ASA 製剤で出現する場合もあれば，ある特定の薬剤のみで発現する場合もあります．小腸で吸収される 5-ASA の量に依存する副作用もあり，その場合，理屈上，小腸での吸収量の多いペンタサ®から少ないアサコール®に変えることで回避できる場合があります．頭痛や倦怠感，蛋白尿などのさほど重篤でない副作用の場合はトライしてみる価値があります．ただ，高度の下痢や高熱などの非常に強い不耐症状が出現した際には，他剤へのスイッチは考えず，5-ASA 製剤の投与はあきらめたほうがよいでしょ

う．また，前述（p.90, 第3章A参照）のようにリアルダ®は副作用が
やや多いため，他剤副作用のためリアルダ®に変える，ということは
やりません．

　一方で，経口薬では副作用が出るが，注腸や坐剤なら大丈夫という
人もいます（大丈夫でない人もいます，なお筆者は，経口薬は大丈夫
だけど注腸で発熱の副作用が出た，という症例の経験もあります）の
で，直腸や遠位大腸が主病変の患者さんでは，局所製剤を投与する，
というのも患者さんが受け入れられるようであれば，やってみてもよ
い選択肢でしょう．

b　サラゾピリン®を使う

　サラゾピリン®は，前述（p.53, 第2章C参照）のように腸内細菌に
より分解されて5-ASAが放出されて効果を発揮する薬剤であるため，
5-ASA製剤と同様の不耐症状が出そうですが，意外と5-ASAがダ
メな人でも服用可能な人がいます．筆者の経験では，5-ASA製剤に
よる軽い下痢，腹痛症状，胸膜炎，薬剤性肺炎などでは，サラゾピリ
ン®に変更することで投与継続可能となった例があります．これも不
耐症状があまり強くない例ではトライしてみる価値はあるでしょう．
ただし，サラゾピリン®はサラゾピリン®特有の副作用が出る可能性は
あります（p.54, 第2章C参照）．したがって，投与する際は，少量か
ら（1日1錠とか）増量する形がよいと思います．

c　減感作療法を行う

　減感作療法とは，ごく少量の5-ASAから服用を開始して，徐々に
体を慣らして服用を可能にする手法です．不耐症状が重篤でなかった
場合にはトライしてみる価値はあります．オリジナルの原法では，メサ
ラジン®で1 mg/日というごく微量から開始して，少しずつ増量すると
いう方法ですが，そのような処方をするのは実際上困難ですし，時間
がかかりすぎます．現在は，ペンタサ®顆粒が使用可能なので，ペン
タサ®顆粒を耳かき1杯から開始する，というような方法がよいと思
います．2～3日ごとに服用量を2倍にしていって，1ヵ月程度で1,000 mg/

日まで増量します．このような方法は，時間がかかるのと，やはり増量途中で不耐症状が出てしまう場合があります．減感作療法をどの程度がんばってやるかは，時間的余裕と，患者さんおよび医師の粘り強さにかかっています．ちなみに，筆者はあまり粘り強くない（短気）ので，あまり減感作療法は行いませんが，報告では50～100%の成功率となっています．

　上記のいずれもうまくいかない場合は，もう5-ASA製剤の投与はあきらめたほうがよいです．

d どうしても5-ASAが使用できないときの寛解維持療法

　基本はチオプリン製剤を使用して寛解維持療法を行います．チオプリン製剤では維持できない場合やチオプリン製剤も不耐の場合には，advanced therapy (Bio/JAK) を使用することになります．

❷ ステロイドが効かないとき（ステロイド抵抗例）の対処法（図3）

a ちょっとねばる

　プレドニゾロン30～40 mg/日を2週間続けて，まったく改善しない場合をステロイド抵抗性といいます．その場合はステロイド治療はあきらめたほうがよいですが，満足いくほどの効果は得られていないが「ちょっとはいい」という場合や，症状は改善しないけど，CRPなどの炎症反応は改善している場合，少し粘る，要するに減量スピードを遅らせるようなことはしてもよいかもしれません．具体的には，減量を2週間でなく3週間おきくらいにするとか，1回の減量を5 mg/日でなく，2.5 mg/日にする，とかです．昔，ステロイド以外によい治療がなかった時代にはそのようなことでなんとか寛解に持ち込む，というようなこともありました．ただ，いずれにせよ，必ず減量して中止する，ということからブレてはいけません．粘りすぎていつまでも投与し続ける，というのは問題外です．

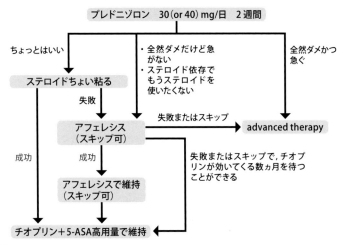

図3　**ステロイド抵抗性またはステロイド依存でステロイドを使いたくない場合**

b　アフェレシスをする

　アフェレシスはステロイド抵抗性の症例でも効果がみられる場合があり，また免疫抑制をきたさないという特徴があるため，漸減途中でまだステロイドがそこそこの量投与中であっても安全に使用可能です．アフェレシスの効果は4〜5回行ってから現れるので，ステロイドがダメだ，と思ったら早めに併用するのがよいでしょう．

c　advanced therapy に移行する

　アフェレシスも効かない，もしくはアフェレシスが患者さんの都合などで施行できない場合，および，アフェレシスをしているような時間的余裕がない（悪化のスピードが速く，効果が現れるまでの2〜3週間が待てない）場合には，advanced therapy に移行します．この場合，もっとも適応となるのは，タクロリムスです．なぜなら，効果がもっとも高く，効果発現も早いからです．ただ，血中濃度の測定が多くの施設ではできないので，近年では他の Bio/JAK を使用することが多くなっています．ステロイド抵抗例は治療を急ぐ人が多いので，効果発現の早いインフリキシマブや JAK 阻害薬が選択されるこ

とが多いです．急がない場合は第3章D の「❷ステロイド漸減中に再燃」の「b. さほど急がないとき」（p.105）を参考にしてください

d ステロイド抵抗例の寛解維持療法

ステロイド抵抗例が上記の治療でなんとか寛解に至った場合，5-ASA 製剤のみでの寛解維持は困難であることが多く，チオプリン製剤の併用（※使いかたは p.72, 第2章G参照）が必要となります．チオプリン製剤が不耐の場合や，そもそも Bio/JAK で寛解導入した場合は，維持療法としても Bio/JAK を使用します．アフェレシスで導入に成功した場合，アフェレシスを2週に1回継続して維持する方法もあります．

❸ ステロイドが切れないとき（ステロイド依存例）の対処法 （p.92, 第3章A 図2 参照）

ステロイド依存性とは，ステロイドを投与すれば効くものの，漸減中に再燃したり，中止後すぐに再燃したりして，繰り返しステロイドの投与が必要になる病態を指します．UC 難治例できわめてよくある病態であり，ステロイドの繰り返し投与，長期投与を避けるためにも，依存例に対する対処法はとても重要です．

a チオプリン製剤を使う

ステロイドが繰り返し必要になる状態，というのは言い方を変えると，5-ASA 製剤のみでは寛解維持ができない状態，ということです．したがって，寛解維持療法のベースアップが必要であり，それにはチオプリン製剤の使用が必須です．チオプリン製剤の具体的な使いかたについては，別項（p.72, 第2章G）を参照してください．

b advanced therapy に移行する

チオプリン製剤不耐例，チオプリン製剤を十分量使用しても寛解維持できない例では，Bio/JAK の適応です．この場合，タクロリムスは適応にはなりません．なぜなら，タクロリムスは寛解導入専門であり，寛解維持ができないステロイド依存性の病態には不適だからで

す．このようなときは維持療法がもれなくついてくる最近の Bio/
JAK が適応になるのです．どれを選択するかについてはとくに決ま
りはないのですが，最近では安全性の高いベドリズマブやウステキヌ
マブが優先して使われる傾向があります．

c　アフェレシスをする

　依存例では，寛解維持ができる治療法が必要ですが，これまでア
フェレシスは寛解導入専門の治療でした．しかし，2022 年よりア
フェレシスによる維持療法が可能となったので，依存例でも試みる価
値があるかもしれません（ただし，延々とアフェレシスを継続するの
も非現実的なので，どこかで別の治療法を考慮する必要はあると思い
ます）．

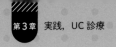

SECTION

C 5-ASAでもう一歩の ときの対処法

ここがキモ！

・5-ASAローテーション，とくにリアルダ®へのスイッチを考える
・サラゾピリン®や局所製剤を上手に使う

❶ 5-ASAでもう一歩をなぜちゃんと考えるべきなのか？

　もう一歩，というのは，治療により症状は治療前よりも改善しているのだけれども，完全ではない（すなわち，病気発症前の排便状態には戻っていない）という状況のことです．有効だけれども寛解ではない，と言い換えてもよいかもしれません．この状態は医療者がきちんと認識すべきで，患者さんが困ってなければよいというわけではありません．この議論については，**第4章A**の「教えて！加藤先生！」**（p.116）**を参照．

　このようなシチュエーションは，どの治療段階でも起こり得ます．ステロイドが効いているけどもう一歩，バイオ製剤が効いているけどもう一歩，などです．ステロイドがもう一歩のときは基本的には前項で述べたように，ステロイド抵抗性の治療に移行するのがよいでしょう．一方，バイオ製剤でもう一歩，というのは専門家でもなかなか判断が難しいのです．というのは，あるバイオ製剤がもう一歩だからといって，別のバイオ製剤に変えたら変える前より改善するかはわからないからです．

　このもう一歩，というなかで，もっとも頻繁に起こり，そして一般医でも対処を考えるべきなのが「5-ASAでもう一歩」です．5-ASA製剤を十分量投与してもう一歩な場合に免疫調節薬などを投与開始す

表1 「5-ASA でもう一歩」を改善することのメリット，デメリット

メリット	・排便状況などの日常生活の QOL が改善する ・将来の発癌の可能性を減らす
デメリット	・免疫を抑制する薬剤の副作用の出現や使用に対する不安感 ・局所製剤の使用などで QOL が阻害される可能性

るのが本当によいのかどうかは一概にはいえません．それは，5-ASA 以外の薬はもれなく免疫抑制を起こす薬剤であり，なんらかの重篤な副作用の可能性が出てくるからです．だから，5-ASA でもう一歩をそのままにするのか，なんらかの治療介入を行うのかは，「もう一歩」をそのまま継続していると将来どのようなデメリットがあるのか，それを改善する場合のメリット・デメリット，いろんなことを勘案して治療方針を決めなければならないのです（表1）．

しかし，「5-ASA でもう一歩」ではステロイド，免疫調節薬やバイオ製剤に行く前に，より安全なちょっとした工夫で対処ができる場合があります．以下に，それを述べます．

❷ 5-ASA でもう一歩のときの対処法

a 5-ASA の量を増やす，5-ASA を変更する（ローテーション）

5-ASA には，3剤ありますが，まずはそれぞれの製剤の最大投与量まで増量します．5-ASA の効果は用量依存性だからです．そのうえで，ペンタサ®，アサコール®，リアルダ® で治療している際に，それぞれ最大用量で効いているのだけれどももう一歩，というようなときに薬剤を変更すると効果が上がることがあります．たとえば，アサコール®3,600 mg/日で効果がボチボチなときで，ゴーストピルがみられるような場合はペンタサ®4,000 mg に変更する，直腸炎の症状が残るようならリアルダ®4,800 mg に変更するなどです．他剤からリアルダ® にすると直腸に残る炎症の症状がとれることはよくありますが，それは，リアルダ® が純粋にもっとも高用量であるからかもしれませんし，そのコーティングが有利だからかもしれません．ただ，ペンタサ®4,000 mg からアサコール®3,600 mg にしたほうがよく効

く人もいるので，一概に用量ばかりではないと思われます．

なお，副作用の点でもローテーションを考えることがあります．コーティングの面から，ペンタサ®よりもアサコール®のほうが小腸で吸収される量が少ないと考えられるため，一般的に副作用頻度はアサコールの人がおおむね少ないです．したがって，ペンタサ®でマイナーな副作用（軽度の腹痛，腎障害など）が出た場合は，アサコール®に変えてみる手があります．

b サラゾピリン®を上手に使う

前述（**p.53, 第2章C参照**）のとおり，5-ASAでイマイチのときにサラゾピリン®に変えるとよくなることがあります．したがって，5-ASAでボチボチのときはサラゾピリン®に変更すればよいのですが，サラゾピリン®は副作用が多く，飲めない人がいるのが問題です．また，嘔気や頭痛などの副作用はしばしば用量依存性であり，少しのサラゾピリン®なら服用できるけれども多くなると飲めない，という人もいます．したがって，サラゾピリン®を投与する際は，まず，これまでの5-ASAを継続したまま，サラゾピリン®を追加投与します．サラゾピリン®1回1錠，1日2～3回，という量で開始し，副作用が出ないなら徐々に増量します．増量する過程で，これまでの5-ASAを徐々に減量します．最終的にはサラゾピリン®1日9～10錠くらい飲めるようになれば，5-ASAは中止しますが，そこまで増量できない場合は，その人が飲める最大量を投与し，5-ASAと併用する形にします．したがって，処方としては，例えば，アサコール®1回1錠，1日3回，およびサラゾピリン®1回2錠，1日3回の併用，などのようになります．

c 局所製剤を加える

直腸から左側大腸までに炎症が残存する場合（内視鏡検査をしなくても，その診断は可能〈**p.118, 第4章A参照**〉）は，局所製剤の追加が有効です．ペンタサ®注腸，坐剤を炎症範囲によって使い分けます（**p.63, 第2章E参照**）．効果はやはり2週間は続けてもらってから判断

しましょう．局所製剤で良くなったら，そのままずっと継続してもかまいませんし，隔日投与などにしながら少しずつ漸減して中止してもかまいません．ペンタサ®の局所製剤はずっと使用していても問題ありません．ペンタサ®注腸は寛解後も継続することで寛解維持効果が上がります．したがって，症状が良くなったあとも継続するのが本当は望ましいです．ただ，坐剤も含め，局所製剤を寛解後も継続することはなかなか難しいですが…．寛解後は週2～3回でも続けることで再燃を予防する効果があります．

なお，ステロイドの局所製剤でも構いませんが，ステロイドの場合はずっと継続すべきではないので，良くなったら漸減中止します．レクタブル®は多少長期に使用しても副作用は出ませんが，やはりいずれは中止すべきです．

d　カロテグラストメチルを加える

5-ASA で効果がいま一歩の場合，新しく承認されたカロテグラストメチルを加えるのも1つの手です．カロテグラストメチルは，分子標的薬ですが，6ヵ月という投与期限があることから，いつまでも使うものではありません．そうすると，ステロイドを行くほどではないけど，いま一歩，という状態の人を，とりあえず良くする，という位置づけがもっとも良い適応となると思います．良くなったらいったん中止する，という使いかたで，使いかたとしては局所製剤のようなイメージです．1日3回，1回8錠，という服用方法および高価なのがネックですが，安全性が高いので服薬アドヒアランスがよさそうな高齢者にはとくに向いていると思います．

D シチュエーション別 再燃時の治療変更の方法

ここがキモ!

・再燃時は急ぐのか, さほど急がないのか, で対処法が変わる
・advanced therapy の使いかたがわからない場合は専門医へ

　UC 患者をフォローしていると, 再燃することがあります. その際, 治療を急ぐときと, さほど急がないとき, があります. 急ぐときとは, 再燃時の活動度が比較的高く, 悪化のスピードが速い場合です. 生活に支障をきたすことも多く, 患者さんが予定外受診する場合も多いです. このようなときは即効性のある治療法が望まれます. 一方, さほど急がないときとは, 再燃しているのだけれど, 活動度はあまり高くなく, 悪化スピードはゆっくり, または, 若干悪くなったけれども, そのまますごく悪くなるわけでもなく, 低空飛行が続いている, というような状態です. このような場合は, 良くするのに若干時間がかかってもよいから安全性の高い対処法が望まれます. 一般的には, さほど急がないときに急ぐときの治療を行っても大丈夫ですが, 逆は治療が病勢に追いつかないことがあるので気をつけましょう.

❶ 5-ASA のみ使用時に再燃

a 急ぐとき

　急ぐときは, ほぼ, ステロイド投与一択です. 通常通り中等量のステロイドを投与してください. ステロイド抵抗例や入院が必要な例などは, より高度な治療が必要になる場合があります (**p.81, 第2章H参照**). また, ステロイドで改善した場合の寛解維持療法については

原則（**p.44, 第2章B参照**）に従い，5-ASA低用量で再燃したら高用量で，高用量で再燃したらチオプリン製剤を加えて，ということになります．

b　さほど急がないとき

さほど急がない場合は，ステロイド以外にアフェレシスおよびカロテグラストメチルも候補に挙がります．なお，前項の「❷5-ASAでもう一歩のときの対処法」（**p.101**）を試みても構いません．維持療法についてはやはり原則に従います．5-ASAの局所療法が奏効した場合は，それを維持療法として継続するのも手です．これらの治療の効果がイマイチであれば，チオプリン製剤を投与して数ヵ月かけて改善をめざす，というやりかたもあります（下記参照）．

❷ ステロイド漸減中に再燃（第3章 図2, 3〈p.92, 97〉も参照）

これはすなわち，ステロイド依存例の治療（**p.98, 第3章B参照**）ですので，それに従ってチオプリン，それでもだめなら advanced therapy ということになるのですが，急ぐときと急がないときでは若干対応が変わります．

a　急ぐとき

ステロイドをもとの寛解導入量に戻す．そして維持療法のレベルアップ（**p.45, 第2章B参照**）が基本ですが，副作用などが理由でステロイドを再増量したくない場合や，維持療法としてのチオプリンをもう十分量使用している，もしくは不耐で使えない，などの場合は，速やかに advanced therapy に移行します．急ぐときの advanced therapy は，インフリキシマブ，JAK阻害薬，そしてタクロリムスが選択肢です（**p.78, 第2章H参照**）．

b　さほど急がないとき

副作用などでもうステロイドを使いたくないときは，アフェレシスを試してみてもよいでしょう．とくにチオプリン製剤未投与または増

量の余地がある場合が対象となります．なぜなら，アフェレシス後の
維持治療にはチオプリン製剤が必要となる可能性が大きいからです
（アフェレシスに維持投与が承認されましたが，いつまでも継続する
のも非現実的なため）．もっと急がない場合は，チオプリン製剤を開
始（すでに開始されている場合は増量）して効果が現れるのをゆっく
り待つ，という方法もあります（効いてくるのに3ヵ月はみたほうが
よいでしょう）．チオプリン十分量投与もしくは不耐の場合は，
advanced therapy 一択です．この場合は，寛解導入専門のタクロ
リムス以外のすべての advanced therapy が投与可能となりますが，安
全性から，ベドリズマブやウステキヌマブなどが推奨となるでしょう．

❸ チオプリン製剤で維持治療中に再燃

　まずは，チオプリン製剤を増量する余地があるかどうかを考えま
す．あるなら，チオプリン製剤の増量をベースに考えます．この場
合，増量して副作用が出るならアザチオプリンをメルカプトプリンへ
の変更，もしくはアロプリノールの併用（**p.75, 第2章G参照**）を考え
ます．急ぐ場合は，チオプリン増量とともにステロイド（ちょっと時
間的余裕がある場合はアフェレシスでも可）を一時的に併用します．
もう増量の余地がない場合，そして，急ぐ場合でステロイド抵抗性
（＋アフェレシスができない，行わない場合）である場合は
advanced therapy 一択です．advanced therapy は急ぐ場合，イン
フリキシマブ，JAK 阻害薬で，急がない場合はどれでも可です（**図4**）．

❹ advanced therapy 使用中に再燃

　これはもう，専門医の領域ですが，advanced therapy のなかで
のスイッチということになります．

a 急ぐ場合

　インフリキシマブまたは JAK 阻害薬にスイッチです．それらは
使ったりしてもう使えない場合には，一時的にステロイドを併用して
なんとか悪化を防ぎつつ（ステロイド抵抗性の場合は，専門医はタク

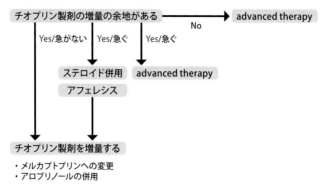

図4　チオプリン製剤で維持治療中に再燃したときの考えかた

ロリムスを併用することもある），比較的ゆっくり効いてくる他の
Bio/JAKへスイッチします．

b 急がない場合

　タクロリムスを除くすべてのadvanced therapy（Bio/JAK）へ
のスイッチが可能です．

　ただ，advanced therapyへのスイッチの場合は，急ぐ，急がな
いの他に安全性やその他考えることがいろいろあります．あまりとっ
かえひっかえする前に専門医に依頼するほうがよいでしょう．もちろ
ん手術，という選択肢もあります．

ここだけの話

再燃時の局所療法の使いかた
　再燃時の局所製剤の使いかたについては，第3章C「5-ASAでもう一歩
のときの対処法」（p.102）で記載していますが，このような使いかたは，
5-ASAでもう一歩，以外のシーンでも可能です．他の治療法，たとえば
advanced therapyをやっていて，だいぶ効いているけど，便に血液が付着
するのが気になる，ちょっとテネスムス症状があってうっとうしい，など
の症状がある場合は，積極的に局所製剤を併用してみるのがよいでしょう．

SECTION

E いつまで治療を継続するか と薬剤減量のしかた

ここがキモ！

- 減量したときの再燃のリスクが予測できないため，薬剤の減量判断 はとても難しい
- 減量開始には粘膜寛解の達成が必要条件

❶ UC はいつまで治療を継続するのか？

　基本は，永遠に（要するに亡くなるまで）継続です．UC は寛解に なっても，粘膜治癒になっても再燃することがあります．高齢になる と再燃しなくなるかといえばそうでもありません．80 歳になっても 90 歳になっても再燃することはあります．したがって，現状では治 療の中止は考えません．もちろん，いわゆる再燃寛解型のなかには， 治療を中断しても何年も再燃しない人はたしかにいます．治療を中断 した人のなかには，まったく再燃しない人もなかにはいるのかもしれ ません（そういう人がいたとしても，病院に来なくなるので把握でき ないのですが）．しかし，そういう人に限って，5 年ぶりに再燃した ら，非常に重症となり手術となった，などという経過をたどる人もい ます．慢性持続型の人はもちろんのこと，再燃寛解型の人がいつ再燃 するか予測できない現状では，すべての UC 患者は生涯治療を継続 すべきといえます．

❷ 薬の減量の考えかた

　では，治療を中止できないまでも，寛解状態の人は薬を減量できる でしょうか？　実は，UC の診療においては，薬剤を減量するという

判断は非常に難しいです．なぜなら，いまが寛解であったとして，薬剤を減量しても必ず再燃しない，などという保証はまったくなく，また，その予測もできないからです．内視鏡的寛解や組織学的寛解であれば，そうでないよりも再燃しにくい，というデータはあります．しかし，それでも薬剤を減量しても再燃しないかどうかはわからないのです．さらにやっかいなのが，薬剤を減量して再燃した際，もとの量に戻しただけでは往々にして症状がもとに戻らないことです．5-ASA を減量して，再燃した場合，5-ASA をもとの量に戻しただけでは病状は改善せず，せっかく中止できていたステロイドをまた投与しなければならない，などということはしばしばあります．

　したがって，医師が慎重であればあるほど，減量には消極的になります．もちろん，再燃させることなく薬剤の減量が可能な患者さんも多くいます．そういう人にいつまでも減量せずに投与を継続するのは，コスト的に問題ですし，薬剤によっては副作用が問題になってくる場合もあります．ある患者さんにとって，再燃させないだけの必要十分な薬剤投与である，ということを判断する方法がないことが問題なのです．（表 2）

　したがって，薬剤の減量法に絶対のやりかたはないのですが，以下，比較的減量に消極的な筆者の立場から，各薬剤の減量のしかたを記載します．

❸ 5-ASA 製剤の減量法（5-ASA のみで寛解維持治療をしている場合）

　5-ASA 製剤の効果は用量依存性であるため，高用量（4,000～4,800 mg/日）を継続したほうが有利です．したがって，実は寛解患者でも多くが高用量で維持しています．減量する場合は中等量

表 2　薬剤減量のメリット，デメリット

メリット	・薬剤の副作用のリスクの低減 ・薬剤のコスト低減
デメリット	・再燃のリスクが増え，それによる QOL の低下 ・再燃すると結局，余計な薬剤使用，薬剤副作用のリスク，薬剤コストが増加する可能性

（2,000〜2,400 mg/日）に減量し，それ以下にすることはありません．要するに投与最低量が中等量です．もちろん，中止することもありません．

高用量から中等量に減量するための最低条件は，①臨床的寛解であること，②内視鏡的にも寛解，もしくは便中カルプロテクチンや免疫学的便潜血法が陰性であり内視鏡的寛解が想定されること，の2点をクリアする必要があります．これらを確認してはじめて減量を考えます．時期的には，寛解導入療法を開始してから少なくとも半年後以降です．副作用が出ない限りあせって減量する必要はありません．

なお，とくにエビデンスがあるわけではありませんが，腎障害のある患者さん（5-ASA の副作用で腎障害が出た場合はそもそも投与を中止しますが）には，維持期の投与量は少なめ（中等量まで）にしています．

❹ ステロイドの減量，中止法

ステロイドに関しては，寛解導入療法専門薬であり，必ず減量，中止するものです．その方法に関しては **p.89, 第3章A** を参照．

❺ 局所製剤の減量，中止法

ペンタサ®坐剤およびレクタブル®の減量，中止法は直腸炎の治療の項で述べた（**p.87, 第3章A参照**）とおりです．直腸炎型以外の患者さんに使用していたとしても，直腸〜S状結腸の炎症に由来する症状（**p.118, 第4章A参照**）が治まった段階で同じように減量，中止していけばよいです．このことは，他の局所製剤に関しても同様です．

プレドネマ®注腸は，プレドニゾロンが若干全身に吸収されるため，使用がやや長期になった場合には，隔日投与などを必ず挟んで副腎不全症状が出ないようにしてください．また，他の製剤よりは依存（要するにステロイド依存）を起こしやすい（いちばん起こしやすいのはステロネマ®ですが，最近はもうほとんど使用しません）ので，漫然と使い続けないように注意が必要です．

ペンタサ®坐剤，注腸は，症状が落ち着いた維持期になっても，

ずっと継続することで寛解維持効果があります．局所製剤を中止することで頻繁に直腸炎症状などが再燃する人に対しては，継続使用を勧めます（**p.103, 第3章C参照**）．

　直腸付近や遠位大腸の炎症が治まったかどうかを判断するのは，内視鏡検査を行ってもよいですが，便検査陰性の確認や，場合によっては症状でも判断可能です（**p.118, 第4章A参照**）．

❻ チオプリン製剤，advanced therapy の減量，中止法

　これらの薬剤は，当然のことながら難治例に投与されているので，中止の判断はさらに難しいです．こういう症例では，中止したのち再燃してしまうと，さらに治療困難度があがるので中止に関してはよっぽど注意しなければなりません．前述の「❸5-ASA 製剤の減量法」のところで述べた2項目を満たすのは当然のことですが，チオプリン製剤に関しては粘膜寛解を確認してから4～5年はそのまま維持すべきとされています（それ以降に中止しても再燃することは当然ありますが，再燃率が若干下がることが知られています）．なお，**チオプリンは投与量がある閾値を越えたら効果がみられ，それ以下だと効果がない**（この閾値に個人差があるため，個人ごとに投与量が変わってくる）ので，**減量する，という選択は副作用が生じたとき以外はあまり行いません**．そのまま継続するか，中止するか，です．

　advanced therapy（いわゆる Bio/JAK）に関してはさらに難しい（というかエビデンスがほとんどない）ので，中止の判断は専門医に任せたほうがよいでしょう．用量や投与間隔の変更が可能な薬剤（アダリムマブ，ウステキヌマブ，トファシチニブ）の減量（投与期間の延長）の判断も，やはり上記2項目を満たすことを前提に，慎重に行います．とくに，トファシチニブは導入用量（1日20 mg）から維持用量（1日10 mg）に減量したときに再燃しやすいので，そういった例は相当長く導入量で維持するなどの工夫が必要となります．

第4章

外来フォロー

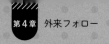

SECTION

A 外来診療の心構え，診察法など

ここがキモ！

・丁寧に問診をすることで，問診だけで腸の炎症の活動性がわかるようになる
・必ず外来サマリーを記載すること．IBD 診療には必須！

❶ 心構え

UC の治療目標は，その患者さんが病気をもっていないと仮定した場合とできるだけ近い状態で，社会生活を含むその人の人生を過ごせること，です．そのためには，以下の 4 つをクリアする必要があります．

①病状が落ち着いており，再燃するようなことがないこと
②将来，手術になったり，大腸発癌したりしないこと
③現在，将来とも薬の副作用で困るようなことがないこと
④通院や治療などで患者さんの社会生活をできるだけ阻害しないこと

①の病状が落ち着いていて，再燃しないことが，②のリスクを最小化しますから，結局，副作用のない状態で病状をコントロールできること，ということになります．①をもっとも達成できている状態がいわゆる粘膜治癒，という状態です．そして，薬剤の副作用で問題となるのはやはりステロイドですから，結局，「ステロイドフリーで内視鏡的寛解」というのが①～③を考えるうえでは，もっともよい治療目標ということになります．ただし，現在の治療手段では，それが達成

できない場合もしばしばあります．そのような場合，いまある手段で①〜③にできるだけ近づけるための最善のことができているかを常に考えながら診療にあたることが大事です．

　そして，①〜③に負けず劣らず大事なことは，④です．治療のために社会生活を大きく阻害しては意味がありません．入院治療で病気はコントロールされたが，仕事をクビになった，受験に落ちた，妊娠・出産に支障をきたした，などではダメなのです．くどいですが，病気をもったうえで人としてちゃんと社会生活を送ることこそ目標，ということを決して忘れてはいけません．

❷ 外来診察法

a まずは，どういう患者さんで，どういう状態で現れそうかを考えてから患者さんを呼ぶ

診察前に考えておくことは，以下の4つです．

①どのような病型で，これまでどのような病歴（いつごろ発症し，どのような経過をたどってきたか）か，これまでどのような治療をしてきて，その効果はどうだったか，そして，いま，どのような治療をしていて，どのような活動性なのか，そして，患者さんの社会背景はなんなのか（職業や将来の予定なども含め）

②この外来時は前回と変わっていそうなのか，変わらず落ち着いていそうなのか

③変わっていた場合，どう変わっていると想定され，その場合どのような治療介入が考えられるのか

④直近の内視鏡検査はいつ行っていて，どのような所見で，次の内視鏡のタイミングはいつ頃なのか？

　上記のことを，予約診療であれば，外来の前日などに予習をしておきます．そして，外来の患者さんを呼ぶ直前に当日の検査結果（採血など）があれば，それを事前に読み込んで，再度上記を考えてから患

者さんを呼びます．そうすると，もう患者さんを呼んだ時点で9割以上，診療が終わっているといってよいでしょう．

教えて！加藤先生！

病状が落ち着いている状態とは何か？

　きちんと病気がコントロールされている状態とは，排便などの状況が，**病気になる前とまったく同じになっていること**です．このような状態が達成されていると，内視鏡などせずともいわゆる「粘膜治癒」が達成されていることが多いです．ただし，この「病気になる前とまったく同じ」というのは厳密に目指さねばなりません．筆者は，ときに，「病気でないときを10点としていま何点くらい？」と尋ねます．それが10点でないときは，「病気が落ち着いている状態」を達成しているとはいえない，と認識します．

　患者さんの「いや，べつに困ってないです」という言葉を真に受けてはいけません．あまり専門でない先生が，ステロイド少量をずっと投与し続けているような患者さんでしばしば「本当はぜんぜん落ち着いた状態じゃないけど，患者さんは困ってないと言う」という状況がみられます．このような状態では，「病気がないと仮定したときの状態にできるだけ近づけている」とはいえません．患者さんはしばしば，多少症状が残っていても，なんとか生活ができていれば「とくに困っていません」と答えます．もちろん，難治例で，現状の治療手段では，どうしても病気になる前と同様の状態にはもっていけないかもしれません．薬の安全性や副作用，コストなどの問題で，治療の強化と完全に症状をとることのバランスを考えて，今一歩のところで治療をとどめておく，という選択をすることもあるでしょう．しかし，その場合は，「完全に満足すべき状態ではないが，現状の治療手段などを考えると致し方ない状態」という認識が医師側に必要なのです．そして本当に致し方ない状態なのか，もっと工夫できることがないのか？を常に自問する必要があるのです．

ここだけの話

外来サマリーを書く重要性

　上記のように，IBD患者では，これまでどのような治療をしてきてその治療効果はどうだったか，という情報が非常に大事になります．なぜなら

「以前効かなかった薬は効かない，以前効いた薬も効かなくなることがある」という原則があるからです（p.43, 第2章B参照）．また，患者さんの社会背景の変遷や，性格，将来にどのような希望や予定があるか（就職予定とか，妊娠希望とか）などの情報も，今後の治療方針の決定に重要な情報となります．患者さんによっては10年20年以上に及ぶような病歴や，性格，希望などを診察前にきちんと頭にインプットするには，これまでの経過を短くまとめたサマリーが絶対的に必要となります．筆者は必ず外来サマリーを記載し，年に1回は更新するようにしています．この作業はIBD診療をきちんと行うには欠かせないものです．

b　問診すること

i　症状に関すること

・便回数（病気になる前と比べてどれくらい多いか）
  ➡もちろん回数が多いと，活動性があることを示唆しますが，たまに活動性はないのに，IBS（過敏性腸症候群）的に便回数が多くなる人がいます．
・便の形状（有形か，軟便か，泥状か，水様か）
  ➡便の形がなくなるほど，病変範囲が広くなる，といってよいでしょう．
・便に血が混ざっているかどうか，混ざっているとするとそれはどのように混ざっているのか（血性の下痢なのか，有形便に血液が付着しているのか，など）
  ➡血性の下痢は全大腸型の炎症を，逆に有形便に血液が付く，紙に血が付く，などは，肛門に近い部分の直腸の限局的な活動性を示します．
・便の出かた（回数が多い場合，それは時間的にいつなのか，就眠中に排便で起きることはあるか，テネスムスがあるか，便意切迫〈慌ててトイレに駆け込む〉はあるか）
  ➡UC患者の症状が悪いときは早朝に便回数が多いことが多い．就眠中の便意も状態が悪いことを示します．テネスムスや便意切迫は肛門に近い部分に炎症があることを示唆しますが，QOL

を阻害する症状なので注意が必要です.

・腹痛はあるか, あるとしたらどういうときにどう痛むか (排便時に痛い, など)

➡腹痛の存在は, 状態が悪いことを示します. 排便時に痛むのが, 持続的に痛みがあるようになると, 病状の悪化が疑われます. (図1)

なお, 以上の症状については, 時間経過を追うことも非常に重要です. 前回に比べて良くなっているのか, 悪くなっているのか. 悪くなっているとすれば, その悪化スピードはどうなのか, 徐々に悪くなっているのか, 急速に悪化しているのか, などです. もう1つ大事な点は, 内視鏡検査をしたときの患者さんの症状がどうであったかを確認し, そのときと比べていまの症状はどうなのか？を考えることです. そのように考えることで, 外来時の腸の状態がある程度推定できるようになります. この, 病勢を時系列で追う, 内視鏡検査を行ったときの状況と比較する, というのは, 次項 (**p.123, 第4章B参照**) の検査結果の評価においても重要なことです.

ⅱ 困っていること, 気になること

症状に困っていることが多いのは確かですが, それ以外にも学校のこと, 仕事のこと, 外出先でのトイレのこと, 若い女性なら妊娠や出

・便に形がなく, 毎回水様または粘液様の血便が出る
➡ 全大腸炎型の炎症

・便に形はあるが, 便回数が多く, 必ず血液が付いている
➡ 左側大腸炎型の炎症

・テネスムス症状, 便や紙に血液付着
➡ 直腸に炎症が残存

・夜間・早朝に排便で起きる, 持続的腹痛がある, 発熱がある
➡ 活動性が高い

図1 症状と病変範囲, 活動性の関係

産のことなど，病気をもっていることに付随して社会生活上，困っていること，気になることがあります．また，食事のことや服用中の薬の副作用のこと，他科の薬を飲んでいいか？ ワクチン接種を受けていいか？ などもよくある疑問です．これらのことは，患者さんからは言い出せないことも多く，**医師側から「なにか困ってることない？」などと積極的に尋ねてあげることが重要です**．

問診は大事で，慣れてくると，問診だけで，腸のどこにどれくらいの病変があるか推定できるようになります．その際，患者の腸の中の状態をイメージしながら診療することが重要です．

c 身体診察

身体診察はとくに毎回する必要はありません（そんな時間もないでしょう）．初診時や症状が悪化した場合に行います．腹部所見はあまりないことが多いですが，炎症のある部分に圧痛を訴えることがあります．あとは，活動性が高そうな場合は，脈拍をみたり貧血がないかをみたりすることも重要です．

d 患者さんに説明すること

いまの状態と，今後の見通し，気にしていること困っていることへの回答，今後の検査（内視鏡検査の時期など）の見込み，などです．

❸ 診察頻度と診療予約

診察頻度

落ち着いている場合，2ヵ月ごとくらいがもっとも多いです．まったく落ち着いている人は3ヵ月後のこともあります．逆に，活動性があり，経過を早めにみる必要がある場合や，治療変更の効果を確認する必要がある場合は1〜2週間で来てもらうこともあります．

診療予約

次回診察の予約は，機械的にとることはしないようにします．患者さんの社会背景に合わせる必要があるからです．たとえば学生の場

合，学校の行事や休みの予定などを考えてあげる必要があります．仕事をしている人もしかりです．通院すること自体が，患者さんの社会生活を阻害する可能性があり，（病気がないと仮定した場合とできるだけ近い生活にするという）治療目標を達成できなくする可能性があることをいつも念頭に置く必要があります．

ここだけの話

付き添い，保護者に対する接しかた

　小児や若年者には外来診察に保護者が付いてくることがあります．若い患者さんには配偶者が付いてくることもあります．たまに，いい大人になっても親が付いてくることもあります．基本はよほど物のわからない小児でなければ，患者さんに向かって話をし，説明をします．保護者には，子供では言い出せないこと，うまく説明できないこと，わからないことなどに限って聞くようにします．ただし，食事のことなど，親がかかわるべきことに関してだけは，積極的に伝えるようにします．若い患者さんの配偶者に関しては，妊娠・出産その他のことで疑問や質問があれば聞いてあげるようにします．**いい大人に親が付いてくる場合は，親の機嫌を損ねない程度にあしらい，患者さん本人が病気にきちんと取り組むように向かわせるべきで，親が付いてこなくなることを目標にします．**

コラム

UC患者は何に困っているのか？

❶ 便回数が多いことがそんなに困ることなのか？

　UC患者は便回数が頻回になり，血便が出るというのが活動期の症状です．しかし，そのこと自体が困ったことなのでしょうか？

　というのは，大腸全摘後は往々にして10回/日くらいの便回数となります（p.149, 第4章F参照）．しかし，そのような患者さんでも，手術後は手術前に比べてQOLが改善することが圧倒的に多いです．もちろん，手術前がかなりつらかったから，というのも理由の1つですが，もう1つの理由は，患者さんが真に困ることは，排便回数が多いことではないからです．

❷ 排便症状でもっとも困ること

　大腸全摘後の患者さんが便回数が多くてもあまり困らないのは，「便意切迫感」があまりないからです．患者さんによく聞くとわかるのですが，多くのUC患者はトイレに行きたくなると，我慢がきかない，すなわち便意切迫感にもっとも困っているのです．この便意切迫感のために，たとえば，電車通勤の際に途中で停車する駅のトイレの位置をすべて覚えている，どこに出かけてもまずはトイレの場所を真っ先に探す，長距離のバス旅行などに行くことができない，ゴルフのラウンドもおちおちできない，というようなことが，UC患者あるある，となるのです．

❸ 実は不安感，気持ちの問題も大きい

　しかし，そうはいっても，UC患者がいつもいつも通勤途中に途中下車してトイレに行かなければならないわけではもちろんありません．実際はなにごともなく通勤できることのほうが多いのです．でも，一旦通勤途中にトイレに行きたくなったらもう我慢がきかないので，「もし通勤途中にそうなっちゃったら…」という不安感がとても強いのです．その不安感が日常生活の行動を萎縮させ，QOLを落とすことになるのです．実は「血便」もそうです．「血便」が出ること自体，通常は痛くもかゆくもない

ですから，症候性貧血にでもならない限り困らないはずなのですが，「赤い血が出てる」ということ自体が，患者さんをすごく不安にさせるのです．

　これは排便のことだけでなく，いま寛解状態の患者さんも「またいつ悪化(再燃)するのだろうか，また，あのつらい日々が戻ってきてしまうのか，もしそうなったら，また仕事(学校)休んで入院しなければならないのかしら，そうしたら日々の生活はどうなるのかしら…」というような不安を常に抱えています．

❹　UC 患者が困っていることは排便のことだけではない

　そう，UC 患者が困っていることは，排便の症状だけではないのです．また，排便に対する不安感だけでもありません．治らない難病を抱え，いつ再燃するかわからない不安定な状態で，ちゃんと学校に行けるのか，仕事ができるのか，やりがいのあることができるのか？　妊娠・出産はどうなのか，すなわち，一人の人間として，人並みにちゃんと生きていけるのか？　そういったことに悩み，不安に思っているのです．UC を診る医師はそのことに思いを馳せて診療しなければならないのです．

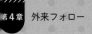

B 外来で行う検査と その見かた

ここがキモ！

・その患者さんの活動性をもっとも反映するマーカーを時系列で チェックする
・内視鏡はバイオマーカーでは活動性がわからないときに行う

❶ 全般

　UC 患者に対して外来で行う検査としては，血液検査，便検査，そして内視鏡検査が主なものとなります．当然ながら，内視鏡検査が活動性評価の絶対基準となりますから，他の検査は，（しょっちゅう施行するわけにはいかない）内視鏡における活動性を推定するもの，という位置づけです．症状のところ（**p.117, 第4章A参照**）でも述べましたが，どの検査も，時系列で評価すること，および内視鏡検査を行ったときの値を基準にして内視鏡的活動性を推定すること，が重要となります．

　もう１つ大事なことは，活動性を反映しやすいマーカーが患者さんによって異なることです．CRP が鋭敏に反応する人もいれば，血小板数がよく反映する人もいます．血液検査より便中カルプロテクチンのほうが良いマーカーになる人もいます．実はどの検査もあてにならず，患者さんのちょっとした症状（軽い腹痛とか便回数のちょっとした増加など）の変化を捉えるしかないようなこともあります．

　その患者さんの活動性をもっとも反映するマーカーをみつけ，それを中心にフォローし，活動性が軽度のうち，できれば臨床症状が出現する前の軽度の活動性の状態で再燃を捉えることが重要となります

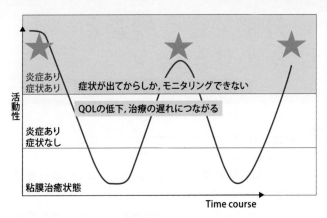

図2 症状によるモニタリングの問題点

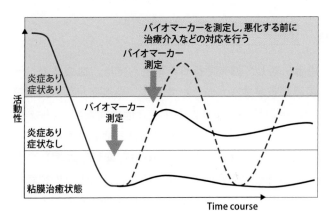

図3 バイオマーカーを用いた外来フォロー

（図2, 3）.

❷ 血液検査

a 活動性評価の項目

ⅰ CRP

　CRPはもっとも頻用される炎症マーカーです. UCにおいても内視鏡的活動性を反映しますが, 反映のしかたには個人差があり, かな

り鋭敏に活動性を反映する人もいれば，かなりの炎症があってもまったく反応しない人もいます．また，直腸炎型などではおおむね上昇はみられません．**外来フォロー中では，施設正常値にとらわれず，たとえば，いつも 0.03～0.05 mg/dL のような人が，0.12 mg/dL になったらひょっとしたら活動性が上がっているのでは？ というような捉えかたをしなければなりません．**当然のことながら，UC 以外の炎症（風邪をひいた，虫歯が腫れているなど）でも上昇するので，そのあたりはきちんと話を聞かねばなりません．

ⅱ 赤沈

赤沈はもう測定しない施設も多いかと思いますが，若年者などでは比較的病勢をよく反映します．一方で，中年以降の女性などでは，他の要因で上昇していることも多くなります．

ⅲ 白血球数

炎症が起これば白血球数は上昇しますが，この値は CRP よりももっと他の要素で影響されやすいです．とくに薬剤（ステロイドで上昇，チオプリンの効果発現で減少）の影響は注意が必要です．

ⅳ 血小板数

血小板数も多くの患者さんで活動性を反映しますが，一方でまったく動かない人もいます．おおむね 30 万/μL 以上だと，活動性炎症の存在を考えます．ただし，ステロイド投与では上昇するので注意してください．一般的に，30 万/μL 前後では検査結果に high と表示されないことが多いと思います．そのような場合でもきちんと数値をチェックし，経時的推移を評価することが重要です．

ⅴ 血清アルブミン

見逃されやすいですが，アルブミン値も UC の活動性をよく反映します．

ⅵ ロイシンリッチα2グリコプロテイン（LRG）

LRG は 2021 年に新しく保険適用になった血液マーカーです．CRP が IL 6 に依存して肝臓のみで産生されるのに対し，LRG はさまざまなサイトカイン刺激により腸管上皮をはじめとするさまざまな細胞で産生されます．CRP が反応しないような症例によいと考えら

れていますが，まだ新しいマーカーなので臨床的有用性についての評価はこれからです．

vii 貧血

UC では大腸から出血がみられるので，貧血になることがありますが通常はさほど強い貧血にはなりません．ただ，無治療や不適切な治療で活動性炎症を長期に放置された場合には，かなりの貧血になっていることがあります．UC における貧血の治療に関しては別項（p.173，第5章G）で詳しく説明します．

b その他の項目

i 肝・腎機能

おもに薬剤の副作用チェックのために行います．肝障害はチオプリン製剤で頻度が高く，腎障害は 5-ASA 製剤でたまにみられるので注意が必要です．

ii アミラーゼ

UC 患者ではときにアミラーゼの上昇がみられます．UC の病気自体で上がるもの（その一部は自己免疫性膵炎 type 2 と呼ばれる，若い女性に多い UC と合併する自己免疫性膵炎），薬剤（5-ASA 製剤，ステロイド，チオプリン製剤など）によるものなどがあり，また，原因のよくわからないものもあります．ときに膵由来でない場合やマクロアミラーゼ血症のような病的でないものもあります．基本は，腹痛などの膵炎症状がなければ放置で構いません．症状のある薬剤性膵炎はチオプリン製剤で起こりやすく，その場合は薬剤を中止します．自己免疫性膵炎 type 2 にはステロイド投与がよく効きます．IgG4 関連疾患の合併は非常にまれです（図4）．

❸ 便検査

i 便中カルプロテクチン

カルプロテクチンは顆粒球に含まれる蛋白であり，腸管に浸潤した炎症細胞の量を反映します．UC では腸管の炎症のマーカーとして使用されます．50〜100 mg/kg 以下でおおよそ活動性なし，それ以上

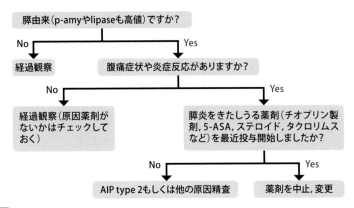

図4 高アミラーゼ血症の実際

であればおおむね数値に比例して活動度が上がります．この検査も時系列で評価することが望ましいでしょう．

ⅱ 免疫学的便潜血検査（fecal immunochemical test；FIT）

　この検査は大腸がん検診で行われるものと同じです．おおむねキット化されており，多くの施設で自施設で迅速に測定できることがメリットです．病院では自動測定装置で定量的に測定しますが，開業医さんでも，迅速測定キットで簡単に測定可能です（この場合，定性的に陽性または陰性と判定）．定量的なものも定性的なものも，陰性の場合粘膜治癒，陽性になると活動性あり，となります．定量的に測定できるものであれば数値に比例して活動度が上昇します．ずっと陰性の人が陽性になると，無症状でも炎症が出てきた可能性を考えます．

　この2つの便検査はおおむね，血液検査よりも鋭敏であり，まだ症状が出ないうちの再燃を早めに捉えることに威力を発揮します．無症状でも陰性だった人が陽性になった場合には，内視鏡検査を行うなどの対策が必要となります．

❹ 腸管エコー検査

　腸管エコー検査は侵襲が少なく腸管の炎症の程度や範囲を評価できる優れたモダリティです．ただし，きちんと行うにはある程度の経験

が必要ですので，どこででもできるわけではありません．

❺ 内視鏡検査

ⅰ 活動性評価のための内視鏡検査

これまで述べてきたような，活動性評価のマーカーを使用するとある程度内視鏡的活動性は推定できるので，活動性評価のための内視鏡検査は「症状やマーカーでは活動性や炎症の範囲が十分推定できず，治療方針に迷う場合」に限られるということになります．したがって，UC診療の経験値が上がり，症状やマーカーをうまく利用できるようになると内視鏡を行う頻度は減っていきます．症状が落ち着いている人では，5年以上内視鏡をしない場合もあります（サーベイランス目的の内視鏡は別です）．

ⅱ サーベイランスのための内視鏡検査

これに関しては別項（**p.142, 第4章E**）を参照ください．

❻ その他

ⅰ 便培養検査

再燃を疑うときは，念のために便の培養検査（一般培養と*C.*

教えて！加藤先生！

内視鏡活動性評価のスコアリング

UCの活動性評価として，活動度に応じて点数をつけるスコアリングが使われることがあります．スコアリングは新規薬剤の治験を行う際に，薬剤の効果を数値化して示すために開発されてきました．したがって，実臨床ではあえてスコアリングなどを行う必要はないと思いますが，内視鏡を行う人と患者さんを診療する人が異なったり，写真ではうまく伝わらなかったりする場合があるので，一応スコアリングをしておいてもよいかもしれません．その際，ややこしい分類だと結局使わなくなってしまうので，Mayoの内視鏡サブスコアのような簡単なもののほうがよいでしょう．0, 1, 2, 3の4段階で，0, 1が内視鏡的な寛解とされます（**p.28, 第1章E 図8参照**）．

difficile トキシン検出検査）を行っておくのがベターです．とくに，症状の悪化が急激な場合には，実は再燃ではなく感染性腸炎の合併であった（**p.132, 第4章C参照**）ということもときにありますので．

ⅱ 胸部 X 線検査

　免疫抑制をきたす薬剤（ステロイド，チオプリン製剤，Bio/JAKなど）の使用前，使用中には胸部レントゲン検査を行ったほうがよいです．ときに感染症や薬剤性肺炎などを呈することがあるからです．とくに Bio/JAK の使用開始前には比較対照としての胸部 X 線を 1 枚撮っておきましょう．

ⅲ 腹部X 線検査

　腹部 X 線検査で得られる情報はあまり多くありませんが，重症例のときには中毒性巨大結腸症の評価として行われることがあります．

教えて！加藤先生！

中毒性巨大結腸症とは？

　UC の重症例などで高度の炎症により上皮が脱落し，腸管壁の菲薄化および炎症の筋層への波及による蠕動停止をきたし，ガスが貯留して腸管が拡張した状態（単純 X 線検査による横行結腸径で 6 cm 以上）．穿孔などのリスクが高く，手術を考慮すべき病態です．

ⅳ CT

　UC では CT が必要なことはあまりありません．炎症が強い例で全大腸内視鏡検査ができなかった場合などに，病変範囲の評価として施行することがあります．

ⅴ 骨密度検査

　高齢者などのステロイド使用前や使用中には骨密度を検査したほうがベターです．ステロイドを使用する患者さん全員に必要かというとそんなことはなく，若い男性などでは必要ないでしょう．なぜならUC におけるステロイド治療というのは，ずっと継続するものではな

く，基本は短期間で中止するものだからです．同じ理由で，ステロイド使用者に対し骨粗鬆症予防薬（ビスホスホネート薬など）もルーチンで必要なものではありません．

❼ 各検査の検査間隔，頻度

　患者さんの状態や治療内容により，検査の頻度は変わります．何年も5-ASAだけで症状が落ち着いている人は年1回の採血および便検査程度で十分ですが，落ち着いている患者さんでもチオプリン製剤やBio/JAKなどの免疫抑制系の薬剤を使用している場合は，2〜3ヵ月に一度の来院ごとの検査が望ましいでしょう．もちろん，活動性が高くて治療変更をした直後などはまめに採血によるチェックが必要です．なお，LRGと便中カルプロテクチンは保険診療上，3ヵ月に1回までの測定と決められており，両者は同月に測定はできません．また，内視鏡検査と同じ月の測定も不可となります．

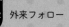

SECTION

C 再燃の診断

・服薬アドヒアランスの低下，感染症の合併が再燃のきっかけになり
　やすい
・内視鏡検査をせずとも再燃の範囲と程度を推定できるようにすべし

　ここでは，治療介入を要するような再燃の診断について述べます．
再燃時の治療法については別項（p.104, 第3章D）を参照してください．

❶ 再燃のきっかけは？

　再燃には，なんのきっかけもない場合もありますが，なんらかの
きっかけがある場合もあります．

a 薬をさぼる，アドヒアランスの低下

　おそらく，これが一番多い再燃の原因と思われます．薬（とくに
5-ASA製剤）を外来ごとに日数分出していても，だいたいみんな余っ
てきます．薬をきちんと飲んでもらうためには，薬を出す側も若干工
夫する必要があります（p.158, 第5章C参照）．なお，寛解になってなん
ともないので病院に来なくなる人がたまにいます．そういう人に限っ
て，数年のちに重症再燃をすることがありますので要注意です．通院を
やめた病院への敷居が高いことや，軽度の再燃は自然経過で改善する
ことを経験して重症になるまで放っておくことなどが理由かと思います．

b 肉体的，精神的ストレス

　風邪をひく，インフルエンザに罹患する，などの肉体的ストレスが

131

かかると再燃することがあります．とくに食あたりなどの感染性腸炎になるとついでに再燃してしまうこともあります（下記）．精神的なストレスが本当に再燃のリスクかどうかははっきりとはわかりません（証明するのが難しいです）が，精神的なストレスで症状が悪くなった，と訴える人は結構いらっしゃるので，やはり再燃のきっかけにはなりうるのだと思います．ただ，生きていればなんらかのストレスはつきものですが….

c 季節変動

UC の症状には患者さんごとに季節変動がみられることがあります．どの季節に悪くなるかは患者さんごとに異なり，「冬は調子が悪い」「梅雨時がイマイチ」「花粉症の季節がダメ」「季節の変わり目が…」などさまざまです．おおむね，最初に発症した季節に悪くなることが多いようです．

❷ 再燃の診断は？　感染性腸炎合併などとの鑑別は？

再燃の最終診断は，内視鏡検査による活動性の確認です．しかし，症状やバイオマーカーでどの範囲にどの程度の再燃をきたしているかは推定できることも多いです（下記）．頻繁に再燃する人や再燃に対しある治療をしたが奏効せず次の治療に移るような場合では，症状とバイオマーカーのみで再燃状態を把握し，内視鏡まで行わずに適切な治療介入を行う必要があります．

一方，われわれが，ふつうに感染性腸炎に罹患することがあるように，UC 患者も感染性腸炎に罹患することがあります．UC 患者が感染性腸炎を合併したときに，それが，UC の再燃なのか，感染性腸炎の合併なのか，の鑑別はしばしば困難です．一般的に感染性腸炎は数日（だいたい 1 ～ 2 日）の経過で急激に悪化するのに対し，UC の再燃では，1 ～ 2 週間以上のゆっくりしたペースで悪化していくことが多いです．が，しばしば例外もあります．内視鏡検査を行っても，鑑別は困難です（もともと UC があるので，内視鏡像でははっきり区別できないのです）．さらに，はじめは感染性腸炎だったけれども，

ついでにもともとの UC が悪化してしまった，というようなケースもあるので話がややこしくなります．このような場合はかならず便培養検査を提出します．培養の結果を待つほどの余裕がなければ，場合によっては両面の治療を一緒に始める（要するに抗菌薬とステロイドを同時に開始する）ようなことも考慮します．

なお，UC の再燃時に問題となる腸管感染症として，サイトメガロウイルス感染症，および *Clostridioides difficile* 感染症があります．これらに関しては別項（p.176, 第5章I）を参照ください．

❸ 再燃形式は？

大きく分けると，比較的急速に悪くなるパターンと，ゆっくり悪くなるパターンがあります．前者はいわゆる再燃寛解型に多く，数日から 1, 2 週間のうちにどんどん悪くなってしまう場合です．このようなときには，即効性のある治療をしなければなりません．一方，ゆっくり悪くなるパターンは，悪くなるというよりいつもずっと落ち着かない慢性持続型のような感じで，ときに治療介入をしたほうがよいくらいの悪化となる，というようなケースです．このような例では，即効性はとくに必要がないので，ゆっくり効いてくるような治療法でもOK ということになります．この再燃形式別の治療法に関しては別項（p.104, 第3章D）で述べています．

❹ 再燃の病勢と範囲の推定

内視鏡検査をせずとも症状とバイオマーカーなどで病勢と病変範囲の推定がある程度可能です．とくに症状を丁寧に聞くことが重要です．症状による病勢，病変範囲の推定については別項（第4章A,B〈p.117,128〉）を参照ください．バイオマーカーに関しては，基本的にどの血液マーカーも便マーカーも変化の程度が大きいほど病勢が強いといえます．その他，病気の程度を判断するのには，患者さんの「生きの良さ」のようなものも重要です．症状が強くても元気そうにしている人は比較的耐えられますし，症状やマーカーの変化が軽くても，元気がなさそう，ぐったりしているような人は要注意です．

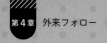

SECTION

D 紹介と逆紹介

・UC では画一的な紹介のタイミングはなく，その患者さんを上手く
コントロールできていないときが紹介どき
・UC は再燃する疾患だからこそ，病診連携はなかなか難しい

❶ どこまで診てどこから紹介するか？ （図5）

　UC を紹介するときに難しいのは，そのタイミングです．難しい理由としては，UC 患者，とひとことでいっても，非常に軽い人から，命にかかわる重症まで非常に多様であること，そして，紹介する医師側の IBD を診療する力もまちまちであることが挙げられます．紹介するタイミングは，患者病態の重症度や治療困難度と，医師側の IBD 診療力のバランスで決まります．もちろん，初発時に本当に UC かどうかの診断に自信がない場合は，そのときにすぐに紹介すべきですが，一般的には医師が，その患者の病状を「きちんとコントロールできてないとき」が紹介のタイミングです．「きちんとコントロールできてない」状態というのは，重症例や発癌例などの極端な例だけを指すのではありません．

　UC をきちんとコントロールできていない状態とは，以下の2点のどちらか（もしくは両方）を達成できていない状態のことです．

①排便状況などの症状が，UC 発病前と変わらない状況になっていること
②ステロイドフリーになっていること

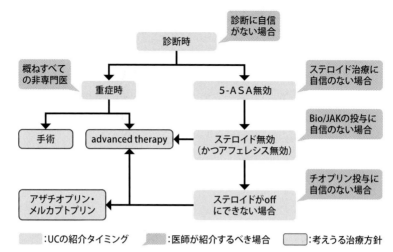

図 5　**紹介のタイミングと考えられる治療方針**

（加藤順：かとじゅん流 IBD 診療，p.151，学研メディカル秀潤社，2021 より許諾を得て転載）

　とくに 1 点めは重要で，きちんと厳密に評価することが大事です（これに関しては **p.118, 第4章A参照**）．これが達成できていなければ，たとえ患者さんが困っていなくても，本当にいまの治療法でよいのか，意見を聞くだけでも紹介したほうがよいのです．

❷ 紹介先の選びかた

a 地元の専門医に紹介するとき

　紹介する場合というのは，多くの場合，自分ではうまく UC の病態をコントロールできないときです．その場合，当然，患者さんが通院できる範囲の専門医療機関を選択することになります．では，大きな病院の消化器内科ならどこでも大丈夫なのでしょうか？　ご存知のかたも多いと思いますが，大きな病院といえども得意・不得意があり，IBD をきちんと診られる消化器内科医がいるとは限りません．また，たとえ IBD 専門医がいたとしても紹介のしかたによっては，その診てもらいたい専門医に診てもらえない可能性もあります．ここでは，紹介される側の立場から，どのように紹介すればよいかを考えてみます．

ⅰ 近くに有名な専門医がいる場合

　近くに名の知れた専門医がいる場合は，その先生宛に紹介状を記載するのがよいでしょう．ただし，有名な先生が必ずしも優れた臨床医であるとは限らないことに注意しましょう．日頃から，そのような先生の講演を聞いたり，可能であれば実際に会って直接話をしてみて，きちんと信頼に足る臨床医かどうかを確認しておくのが望ましいです．

　また，そのような有名な先生は，非常に多数の患者さんを診療していることも多く，いかに優れた臨床医だとしても，すでにパンク状態になっていることもあります．これまでにその先生に紹介した患者さんなどから情報を得て，どのような診療状況になっているかを確認できればベストです．目当ての先生には診療してもらえなくても，その先生から薫陶を受けた若い先生でもしっかりした診療をしている場合もあります．その辺の事情も知っておいたほうがよいでしょう．

　また，いくら良い専門医がいるといっても，患者さんの住所や仕事場から非常に遠い医療施設への紹介は避けるべきです．IBD患者の治療目標はあくまで「社会生活をふくめ，ふつうに生活できること」です．したがって，病院通院のためにその患者の社会生活を阻害するようなことは極力避けるべきだからです．

ⅱ 心あたりの専門施設，専門医がない場合

　まずは，いつも紹介する信頼のできる消化器内科（できれば消化管が専門）の医師に紹介しましょう．信頼できる，という意味は，たとえその先生がIBDの専門でなくても，ご自分の手に負えるほどの病態なのか，もっと専門医に依頼したほうがよいのかが判断できる，という意味です．そういった先生であれば，ご自身で対処不可能と判断した場合には，より専門医を紹介してくれるはずです．ただ，その辺の判断はなかなか難しい場合も多いと思います．消化管が専門で，内視鏡治療は上手だが，IBD診療はあまり得意ではない，という医師も多いからです．やはり，紹介先の医師と直接話をしたりして，IBD患者を紹介しても大丈夫そうなのかを確認すること，あとは，紹介した患者さんがその後どのようにフォローされているかの情報をしっかりつかんでおくことが大事です．

b　転居などで遠くの医療機関に紹介するとき

UC 患者は若い人も多く，進学や就職などで遠くに転居することもあります．そのような場合，どこに IBD の専門医がいるかわからず，紹介に困ることがあります．ネットで調べたりしてもよくわからない場合，IBD の薬を販売している製薬メーカーの MR などに聞いてみるのがよいと思います．ただ，この場合も，患者さんがどのような診療が必要とされている状態なのか（5-ASA 製剤だけで落ち着いているのか，難治例で生物学的製剤まで使用しているのか，など）で，紹介先が変わってきます．そのあたりもふまえて，情報収集して適切な紹介先を考えてあげることが大切です．ただ，どうしてもわからない場合は，宛先未記載の紹介状をわたすこともあります．

いずれの場合においても，IBD 診療では，紹介先の医療機関および医師によって，治療法やその後の患者さんの運命が大きく変わる場合があります．できるかぎり事前にリサーチして，患者さんにとって最善と思われる紹介先を選ぶよう心がけます．

❸　臨床情報提供書に記載すべき事項とは？

病歴（いつ発症か，これまでどのような治療をし，どのような臨床経過をたどってきたか），病型（全大腸炎型，直腸炎型など），現在の治療薬，治療法，現在どのようなコントロール状態なのか，などは必須の項目です．とくに，経過中にどのような薬剤を使用し，それに対する反応性はどうだったか，などの情報は重要です．今後，どのような治療薬を選択すべきか，選択すべきではないか，などの決定に非常に重要だからです．その他，患者さんの仕事など社会背景，性格（薬のアドヒアランスなど），若い女性であれば将来の妊娠希望の有無などの情報もあったほうがよいです．

添付する資料としては，血液検査データおよび内視鏡写真（可能なら CD などに焼いたうえで渡す）は必須であり，その他病理所見や細菌検査の結果など必要と思われるものは添付しましょう．また，難病医療費助成申請をしている患者さんでは，申請時の臨床調査個人票

のコピーは必ず添付したほうがよいです．臨床情報の収集にも，紹介先の先生がその後の難病申請を更新するときにも役にたちます．

❹ 逆紹介を依頼されたら？

UC 患者を紹介したのち，状態が落ち着いたからと，逆紹介されてくることがあると思います．逆紹介を受けたときに大事なことは，紹介先で落ち着いたからといって，決して治ったわけではなく，いつまた再燃するかわからないことです．逆紹介された際には，おそらく，どのようなフォローや投薬をすればよいかが紹介状に記載されていると思いますが，それでうまくいかない場合には，再度紹介することもやむをえません．

また，患者さんがどのような状況で逆紹介されてきたかや，紹介先でどのような診療が行われたかについてよく聞いておくことは，今後，その医療機関に別の患者さんを紹介するかどうかの判断する参考になります．

教えて！加藤先生！

IBD 患者の逆紹介はなぜ難しいのか？

　IBD 患者は増え続け，専門医が限られるなか，多くの専門医が患者さんでパンク状態にあります．そういう状況のなか，IBD 患者の逆紹介の重要性が語られます．しかし，逆紹介はかなり難しいのです．それは結局，IBD は「再燃する病気だから」ということにつきます．専門医側からすると，紹介された患者さんというのはやはりある程度病態が困難な患者さんです．そのような患者さんをなんとか寛解に持ち込んだあとに，その後再燃すると，最初紹介になった状況よりもより困難なことになることが多いです（治療手段がひとつ無効であったということなので，その後の治療手段が限られてしまうからです）．また，一般的に，悪い状態を良くする（寛解導入）よりも，再燃させないように維持する（寛解維持）ほうが難しいことが多いです．したがって，難治で紹介された患者さんほど，そう簡単には逆紹介できないのです．個人的にはこのような状況を打破するためには，多くの医療者に IBD 診療に興味をもってもらうこと，これから実臨床で活躍する若い医師に IBD 診療をしっかり教育すること，しかないと思っています．私がいまだに大学に在籍したり，本書のような書籍を書いているのは，まさにそのためです．

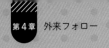

SECTION

E UCからの発癌とその対策

ここがキモ！

- UCからの発癌リスクは，炎症の強さと炎症の継続期間に比例して上昇する
- UCからの発癌では早期発見が難しいため，リスクに合わせたサーベイランスが必要
- 発癌を抑制するためにも，投薬で炎症をしっかり抑えることが大切

　UC患者の罹患期間が長くなると，大腸発癌のリスクが上昇します．このUCからの発癌では通常の大腸発癌とは異なる点が多くあるので注意が必要です．

❶ UCからの大腸発癌のしくみと通常の大腸癌との違い

　通常の大腸癌は，背景の大腸粘膜には炎症がありません．炎症のない粘膜から境界明瞭なポリープ形態をとった前癌病変（adenoma；腺腫）が出現し，その一部がのちに癌に成長します．一方，UCからの発癌は，もともと炎症のある粘膜から，あまり明瞭な境界をもたない前癌病変（dysplasia；異形成）が出現し，それがいずれ癌となる，という形式をとります．この炎症性発癌という視点でみると，UCからの発癌は，通常の大腸癌の発癌形式よりも，ヘリコバクターピロリ感染胃炎からの胃癌の発癌，慢性肝炎からの肝癌の発癌などに類似しています．どこが似ているかというと，①炎症による壊死，再生を繰り返すうちに遺伝子変異やDNAメチル化などが蓄積し，発癌に至る，②ランダムに遺伝子変異などが入るため，癌ごとの性質の差が大きく，さらに，ときに未分化癌などの悪性度の高い癌が発生する，③

異所性，異時性に多発することがある，などが挙げられます．

　臨床的にもっとも重要なことは，ポリープのような明瞭な前癌病変をとりにくく，もともと炎症のある（あった）不整な粘膜から境界不明瞭に発生するため，早期発見が難しい，ということです（図6）．

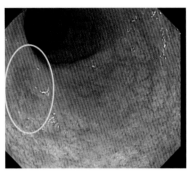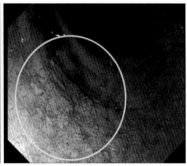

図6 **UC 患者にみられた早期の直腸癌**

教えて！加藤先生！

UC 患者にもふつうのポリープ（adenoma）はできるのか？

　UC 患者にも当然，ふつうのポリープ（adenoma）はできます．ただ，UC 患者では一般人と比べてふつうのポリープは比較的できにくいとされています．UC の炎症のない部分（左側大腸炎型の人の右側結腸など）にできた通常のポリープは，ふつうのポリープとして取り扱って問題ありません．UC の炎症のある（あった）部分にできた adenoma などは，内視鏡切除も可能ですが，治療は専門医に任せたほうがよいでしょう（p.144「内視鏡治療について」参照）．また，serrated lesion（鋸歯状病変）の発生とその癌化については近年，さまざまな知見が得られていますが，UC 患者にも serrated lesion が発生しえます．ただ，通常の serrated lesion との違いなどはまだ詳しくはわかっていません．

❷ 発癌率はどれくらいであり，リスク因子は何か？

　UC の発癌率には，さまざまな報告があるのですが，罹患後 10 年で 1%，20 年で 2%，20 年以上で 5%，生涯大腸癌罹患リスクは，一般人と比べて約 2 倍，というのが覚えやすい数字かと思います．発癌のリスク因子でもっとも大きいものは，UC 罹患後，活動性の炎症が長期間継続している（た）ことです．すなわち，発癌リスクは炎症の強さを罹患期間で積分したものに比例するといえます．したがって，慢性持続型で粘膜に強い炎症がずっと持続している人というのがもっともリスクが高く，一方で発症から年数を経ていても粘膜寛解が長期継続している人のリスクは少ないといえます．その他のリスク因子として，原発性硬化性胆管炎（PSC）の合併，狭窄の合併，backwash ileitis（UC 患者でバウヒン弁が開大して，回腸にびらんなどの炎症がみられること）の合併などがいわれていますが，日本人でのデータはなく，これらについてはあまりはっきりしません．病型としては，左側腸炎型，全大腸炎型がリスクとされていますが，逆にいえば，直腸炎型ではほとんどリスクは上がらない，ということになります．

❸ 発癌のサーベイランス法

　サーベイランスは大腸内視鏡検査で行います．

a 大腸内視鏡の方法

　前述のように，dysplasia（異形成）や早期癌の状態では，内視鏡的に見分けにくいことがあります．相当内視鏡検査に熟練した医師でも気づかないような病変もあります．通常内視鏡観察に加え，NBI（狭帯域光観察）やインジゴカルミン色素散布などを行って観察しますが，いわゆるピットパターンなどでは，ベースに炎症があるため腫瘍か非腫瘍かの判別は困難なことが多いです．したがって，内視鏡診断を過信すべきではありません．迷ったら生検を積極的に行います．慣れないうちは，多数の生検を行うことになってしまうこともあります．実際，欧米ではランダム生検といって，大腸 10 cm ごとに 4 ヵ

所ずつランダムに生検する，という方法がとられていました．1回の検査で計30個以上生検する計算になります．海外の内視鏡技術や診断が以前はかなりpoorだったことによるのですが，やはり，われわれも自信がなければ生検しておく，というスタンスがよいと思います．とくに，UCからdysplasia/cancerが発生する部位は大半が直腸からS状結腸までです．これはUCの炎症の主座がそこにあるからだと思いますが，直腸～S状結腸まではNBIや色素散布を併用して詳しく観察し，疑わしきは生検，というスタンスがよいと思います．

b いつからサーベイランス内視鏡を開始するか？

　左側型または全大腸炎型のUC患者の発症後7～8年後からです．ただ，高齢発症（おおむね60歳以上で発症）の患者さんでは，もう少し早くからサーベイランスを開始することが推奨されています．それは，高齢発症の患者さんでは比較的早期から発癌するリスクがあると報告されているからです．高齢者発症では病勢が強い例が比較的多いこと，いわゆる発癌年齢なので癌化の機序が進みやすいのかもしれないこと，高齢発症者のなかには，実は診断されるかなり前からUCが発症していた可能性があること，などが理由として考えられています．

c 大腸内視鏡施行の頻度

　どのくらい発癌しやすいか，自分が見逃している可能性が高いと思うか，によって変わってきます．高度炎症のため粘膜がガタガタに不整な場合で，dysplasiaや早期癌の内視鏡診断に自信がない場合などは毎年行ったほうがよいでしょう．逆に，長期罹患の患者さんでも長期粘膜寛解を維持している場合は，さほど高頻度でなくてもよく，3年程度間隔をあけても大丈夫だと思われます．これも，UCの内視鏡診断に慣れてくると間隔があけられるようにはなりますが，油断は禁物です．

❹ dysplasia/cancer の治療法

a dysplasia/cancer の基本的な治療方針

　組織学的には，dysplasia/cancerは，low-grade dysplasia→high-grade dysplasia→cancer と分けられています．high-grade-dysplasia 以上が検出された場合は，手術（大腸全摘）です．low-grade dysplasia の場合は手術，もしくは慎重に経過観察です．経過観察の場合は6ヵ月に1度程度内視鏡をするなど，慎重に対応したほうがよいでしょう．low-grade dysplasia の場合でも，異所性に多発している可能性もあるので注意が必要です．low-grade dysplasia が発見された時点で，その後の判断は専門医に依頼したほうがよいかもしれません．

b 内視鏡治療について

　以前は手術以外の選択肢はありませんでしたが，近年，内視鏡技術の進歩により，内視鏡的切除（EMR〈内視鏡的粘膜切除術〉や ESD〈内視鏡的粘膜下層剥離術〉）も行われています．内視鏡的切除を行う条件としては，通常の adenoma などと同様，①術前診断が粘膜内もしくは粘膜下層浸潤 $1,000\,\mu m$ までであること，②境界が比較的明瞭であり，内視鏡的に取り切れることが予想されること，です．とくに②は，専門医でも境界と判断した部分以上に病変が広がっていた，というようなこともしばしばあるので注意が必要です．なお，内視鏡的に根治できたか否か，追加外科的切除が必要か，などの判断は通常の adenoma，早期大腸癌の場合と同様です．

　UC 患者の内視鏡治療は内視鏡治療に熟練した医師に任せるべきです．その理由は，病変部位はもともと炎症のある（あった）部位であり，粘膜下層の線維化が強い場合が多く，切除に技術を要すること，そして，上述のように病変範囲の把握が難しく，遺残なく切除するには技術と経験が必要なことなどです．このことは，炎症の範囲内にできた通常の adenoma の切除でも同様です．また，内視鏡的切除の

場合は，当然，炎症粘膜は残存するわけですから，異時性再発には十分注意し，サーベイランスを継続する必要があります．

❺ 発癌予防

　UC からの発癌予防は，「炎症を抑える」の 1 点に尽きます．特定の薬剤に発癌を予防する効果があるかどうかについては，5-ASA 製剤にその効果があるのでは，という報告もありますが，5-ASA 製剤独自の効果というよりも投薬によって，炎症をしっかり抑えた効果，ということなのだと思います．発癌予防という視点からは，粘膜治癒を目指すことが推奨されます．

SECTION

F 手術療法の適応とタイミング

ここがキモ！

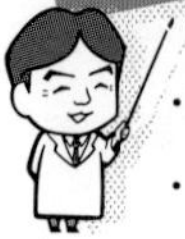

- 難治例に対して手術療法を適切に選択することが必要
- 手術後にQOLはおおむね上昇するが，回腸囊炎などの合併症が起こり得る

UCに対する内科的治療法は進んできましたが，いまだに手術（おもに大腸全摘）をしなければならない患者さんは結構います．UC患者が生涯で手術となる割合はおおむね10%程度です．最近は治療薬の進歩などで徐々に低下傾向にあるようですが，日本では，UC患者の絶対数が増加しているため，手術になる患者数は変わらず，といった感じのようです．

❶ 手術の適応

手術の適応は，大出血，穿孔などの緊急手術を要する例，専門医治療でも改善しない重症例，中毒性巨大結腸症，狭窄症例，大腸癌合併例，そして，内科的治療不応の難治例です．

このなかで，内科的治療不応の難治例以外は，手術以外どうしようもないので患者さんの同意を得るのもさほど難しくありません．しかし，難治例（すごく重症でもない，しかし近年の生物学的製剤も含め，ありとあらゆる治療をしてもコントロールがつかない，もしくはステロイドがoffにできない症例）は，一刻を争う状況ではないため，なかなか患者さんも手術に踏み切れないことが多いです．しかし，このような症例は，いずれは手術が必要になることが多いこと，ステロイドが切れない場合は，その副作用はのちのち問題となること

（**p.60, 第2章D参照**），手術しない状況で悪化している QOL は，手術後に改善することが多いこと，などを説明して手術が必要なことを納得してもらいます．

　なお，とくに高齢者では，そもそも免疫力が落ちていること，緊急手術になると死亡率が上昇することなどから，あまり免疫抑制治療で粘らずに，早めに手術に踏み切ることが推奨されています．

❷ 術式

　基本は全大腸切除し，小腸と肛門をつなぐ手術です［大腸全摘＋回腸嚢肛門（管）吻合術］（**図7**）．

回腸嚢とは？

　小腸と肛門をそのままつなぐと，便の貯留機能がなくなり術後の排便状況が悪化するので，回腸を一部折りたたんで袋状にし，便の貯留機能をもたせたものです．通常は回腸嚢を作成したうえで肛門（管）と吻合します．

肛門吻合と肛門管吻合の違いは？

　肛門吻合（IAA）は腹部だけではなく，肛門側からもアプローチして，直腸の粘膜をすべて抜去して肛門（歯状線）と手縫いで吻合しま

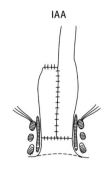

IAA

大腸全摘＋回腸嚢肛門吻合術^{（注）}

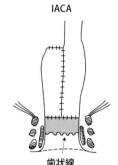

IACA

歯状線

大腸全摘＋回腸嚢肛門管吻合術^{（注）}

〈注〉図はJ型回腸嚢

図7 **潰瘍性大腸炎に対する主な術式（シェーマ）**

（加藤順：かとじゅん流 IBD 診療，p.156，学研メディカル秀潤社，2021 より許諾を得て転載）

表1 肛門吻合と肛門管吻合のメリット，デメリット

	メリット	デメリット
肛門吻合 （IAA）	根治性高い，将来の発癌のリスクがほぼない	漏便など排便機能の低下がやや大きい場合がある，手術に時間がかかる
肛門管吻合 （IACA）	排便機能は肛門吻合よりよい場合が多い，手術時間が短い	残存直腸に再燃したり，同部分に発癌のリスクがある

す．一方，肛門管吻合（IACA）は，腹部からのアプローチのみで直腸を若干残した状態で器械吻合します．それぞれにメリット，デメリット（**表1**）がありますが，主に外科医の好みや経験で選択されます．

手術は，一時的に回腸人工肛門を造設し，数ヵ月後に人工肛門を閉鎖する，二期的手術が行われることが多いです．緊急手術の場合は，腸管切除のみを先行させる三期的手術が行われる場合もあります（**図8**）．また，腹腔鏡をどの程度使うかに関しては，外科医の好みに

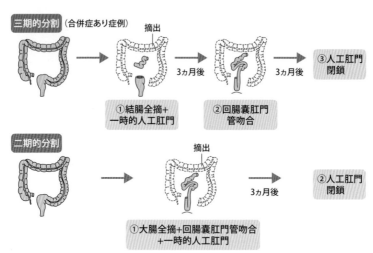

図8 潰瘍性大腸炎手術のながれ

（加藤順：かとじゅん流 IBD 診療，p.155，学研メディカル秀潤社，2021 より許諾を得て転載）

よります.

　高齢者では肛門括約筋機能の低下している場合が多く，回腸と肛門は吻合せず，回腸永久人工肛門とすることが多い（おおむね 75 歳以上）.

❸ 患者さんは手術後どのような生活になるのか？

　便回数が多くなる以外はほとんど問題なく過ごせるようになり，病院にも来なくなるような人も多いですが，常になんらかの排便症状などを訴えてスッキリしない人，回腸囊炎を繰り返してやはり治療を継続しなければならない人もたまにいます.まったくなんの問題もなくなる人 7 割，なんらかの問題が残ってしまう人 3 割くらいでしょうか.

　全体にいえるのは，いかに回腸囊を作成しても，便の貯留機能が損なわれるため，便回数が多くなることです.1 日 5〜6 回くらいの人が多く，10 回以上になる人もあります.ただ，便意切迫感などはあまりないことが多く，便回数が多くても生活の QOL は比較的保たれます.女性では，排尿のたびに便も少しずつ出る，というような人も多いです.また，夜間などに漏便がみられたりして，常に下着にパッドを敷いているような人もいます.

❹ 手術の合併症

a 周術期合併症

ⅰ 縫合不全，手術部感染
　UC 患者は術前にステロイドや生物学的製剤などの免疫抑制薬を使用していることが多く，術後感染はしばしば問題になります.この点からも，内科的治療で粘りすぎるのはよくないわけです.

ⅱ 術後小腸炎
　重症 UC の手術後に難治の小腸炎をきたし，高度の下痢や大出血，ときには穿孔などを引き起こすまれな病態で，しばしば重篤になり，致死的になることがあります.詳しい原因などはわかっていませんが，炎症の場である大腸が切除されたために小腸に炎症の場を移して

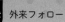

しまうのではないか，と推定されています．抗TNFα抗体インフリキシマブが使用されたり，ステロイドパルスが行われたりします．

iii 血栓症

血栓症があらゆる手術の周術期の合併症であることはよく知られています．また，重症のUCも血栓症のリスク（**p.117, 第5章Ⅰ参照**）です．したがって，UCの周術期には血栓症のリスクが高いことを認識する必要があります．

b 術後合併症

i 回腸嚢炎

術後の回腸嚢の部分に慢性炎症を起こし，下痢や血便，腹痛や発熱がみられるような病態です．抗菌薬が有効であることより回腸嚢で増殖する腸内細菌に対する免疫系の作用と考えられています．術後患者の10%以上で発症します．メトロニダゾールやシプロフロキサシンなどの抗菌薬が有効ですが，中止するとしばしば再燃し，長期投与を余儀なくされる場合が多いです．難治の場合には，免疫調節薬や抗TNFα抗体などが使われる場合もあります．

第5章

スキルアップ

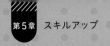

SECTION

A 食事をどう指導すれば よいか？

ここがキモ！

・食事内容はおおむね病勢に影響を与えないので，極端な食事制限はしてはいけない

・食事制限が患者さんの QOL を落とす可能性についても常に配慮を

❶ UC に対する食事療法のエビデンスはほとんどない

　UC 患者（およびその家族）は，難しいおなかの病気になった，ということを知ると，必ず，何を食べればいいのか？ 何を食べてはいけないのか？ という質問をしてきます．これに対して，「消化の良いもの」とか「刺激物を避ける」とか答えてしまいそうですが，そのような対策が UC にとってよい，というエビデンスはありません．もちろん，消化の良いものや刺激物を避けると便通の調子は一時的に良くなるでしょう．しかし，それは健常な人でも同じです．そのような食事をすることで，UC 自体の病勢を変える（粘膜の炎症を抑えるとか，再燃を減らすとか）ということはまったく報告されていません．一方で，これを食べると炎症が悪化する，再燃する，という報告もほとんどありません．したがって，食事のことを聞かれたら「何を食べてもいい」「逆に食べたほうがいい，という食材もない」と答えるのが本当です．筆者は，食べ物では症状が変化する可能性はあるが，病状が変化することはない，と説明しています．

❷ 厳格な食事療法は状態を改善する可能性はあるが，若い人には無理

　ただ，たまに，非常に厳格に栄養療法（低脂肪食，消化の良い食事，要するに油ものを除いた純和食）を行う患者さんから，「症状が良くなった」ということを聞くことがあります．だから，このような食事にまったく良いことがない，というわけではありません．ただ，食事でこのような効果を得るためには，本当に厳格に食事を守る必要があります．こういったことができるのは，おおむね食事の準備のみに日々の生活のすべてを費やせる人達（高齢でリタイヤした世代の患者さん，またはその配偶者）に限ります．そうでない普通の人，とくに若い人では中途半端な食事制限はほとんど意味がないと思います．また，これに関して，最近，低脂肪食が UC 患者に良い，という論文が発表されましたが（Clin Gastroenterol Hepatol **19**：1189, 2021），これもやはり非常に厳格な食事制限を課したら，病状と QOL が改善した，というものでした．ですので，筆者は中途半端な栄養療法は意味がない，ということの裏付けであるという印象をもちました．

❸ エレンタールなどの栄養剤は好ましくない

　なお，以上のことと関連して，UC 患者にエレンタールなどの栄養剤を処方するのはやめたほうがよいです．上述のように，栄養療法にほとんど意味がない，というのが第 1 点，エレンタールは浸透圧が高く，そもそも下痢を引き起こしやすい，というのが第 2 点，エレンタールに限らず，おいしい栄養剤などというものはほとんどない，というのが第 3 点です．

❹ お酒がいけないとのエビデンスもない

　病状が落ち着いた UC の患者さんから，ときに聞かれるのが，お酒を飲んでいいか？ という質問です．活動期でおなかの調子が悪いときにはさすがにあまり飲みたいとも思わないようですが，寛解期には飲みたくなる人も多いようです．お酒が UC の病状に影響を与え

る，という報告はとくにありません．だから，どうしても飲みたい，という人には，飲んでもよい，と話しています．ただ，ビールは下痢しやすくなる，という訴えの人はたまにいます．

❺ 食事制限で患者さんの QOL を下げてはいけない

UC患者の治療目標は，現在・将来のQOLを最大化することです．要するに，ふつうの生活が送れることです．その QOL，ふつうの生活のなかには当然食事も含まれます．若い患者さんは，おおむね脂質の多い食事が好きです．また，社会的に会食などの機会も多いでしょう．したがって，**それらを制限する極端な栄養療法をすることで，かえって QOL が低下し，普通の生活ができなくなることは避けるべきなのです**．

なお，余談ですが，CD では栄養療法は有効であり，低脂肪食などもある程度有用であろうと考えられています．UC とは事情が違うので，念のため．

他の病気の薬や下痢止めを飲ませてよいか？

❶　ほとんどの薬は問題ない

　UC だからといって，飲んではいけない薬はほとんどありません．注意すべき薬は，NSAIDs と抗生剤（抗菌薬）くらいです．NSAIDs は，頭痛や生理痛，風邪をひいたときなどに短期間もしくは頓服程度なら通常問題はありませんが，たとえば腰痛などで，毎日毎日ロキソプロフェンを飲み続ける，などのような服用をすると UC の病状が悪化する場合があります．患者さんは他院の整形外科などでこのような処方を受けていても言わないことがあるので，注意が必要です．また，抗菌薬はふつうの人でも下痢をきたす場合がありますが，UC の人はとくに下痢をきたしやすいようです．抜歯や感冒などで抗菌薬が処方される場合には，抗菌薬耐性プロバイオティクス（ミヤ BM® やビオスリー® など）を併用したほうがよいでしょう．ただ，抗菌薬による下痢は通常，服用を中止すると治まります．

❷　下痢止めについて

　UC 患者には通常下痢止めを処方してはいけないことになっています．ロペラミドなどの添付文書には中毒性巨大結腸症をきたすおそれ，などの記載があります．おおむねその原則どおりで，とくに重症例などに対しては禁忌だと思います．UC の下痢は，炎症によって起こっているので，炎症をコントロールすることで鎮静化させるのが基本であり，安易に下痢止めは使用すべきではありませんし，たとえ使用してもおおむね効果はありません．ただ，炎症は UC に対する薬剤でコントロールされている（いわゆる粘膜治癒相当）のに，しばしば下痢をする（IBD 後 IBS 状態），もしくは，若干炎症が残っていて，普段の生活は問題ないけれども遠出の外出のときにはトイレが心配なので，そういうときには下痢止めを飲んでおきたい，などという人がいます．そういう場合は，多少，下痢止めを処方してもとくに問題はありません．上記の IBS 状態の人には，イリボー®のような IBS 治療薬を継続処方する場合もあります．ただ，繰り返しますが，炎症をしっかり抑えることが優先で，安易に下痢止めを処方するべきではありません．

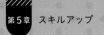

SECTION

B　日常生活を制限すべきか？

ここがキモ！

・UCの治療目標は，ふつうの日常生活を送ることができる，ということなので，日常生活は制限すべきではない

❶ 制限すべき日常生活はない

　UCの治療中には前項の食事（p.152, 第5章A参照）含めて，絶対に制限しなければならない日常生活はありません．そもそも病気治療を考えるうえで制限すべき行動とは，その行動をすることで病勢を悪化させるようなことでしょう．UCの場合はそのようなものはまったくないといってよいです．運動などにもとくに制限はありません（病状が落ち着いていなくて，トイレの問題などがある場合は別です）．ただ，貧血がみられる場合などには，当然息切れしやすくなったりしますから，そのあたりの注意を促すのは当然のことです．

❷ 学校での生活，学校行事を含む旅行，その他

　若い人の場合，学校生活や授業（体育の授業など），修学旅行などの学校行事などがふつうにできるのか？ などの問題があります．これらで一番問題となるのは，「トイレ」の問題です．病状が落ち着いていない場合の体育の授業，長時間の移動を伴う旅行などには，必要であればあらかじめ学校側の理解を得ておく必要があります．活動期で本人がそれらの行動に自信がもてなければ無理させる必要はないでしょう．また，入学試験などを含む試験のときの配慮が必要になる場合があります．たとえば，試験中にトイレに行きたくなるようなこと

が起こりうる旨の診断書などが必要とされることがあります．

❸ UC の治療目標をもう一度よく考えよう

　患者さんが嫌がる食事制限，行動制限をするとすれば，それは誰のためなのか？　それは，はっきりいって「医師のため」です．へんな食事をしたり，余計な行動をしたりして病状が悪化したら困る，何もしないでじっとしていて，病状をそっとしておいてちょうだい…という医師のわがままです．

　食事のところでも述べましたが，食事を制限すること，日常生活を制限することについてのエビデンスはほとんどありません．**そのようなことで患者さんの行動を縛るべきではありません．**繰り返しますが，UC の治療目標は，ふつうに日常生活を送れるようになることです．その治療過程において，日常生活を制限するなど，本末転倒なのです．

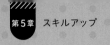

C 服薬アドヒアランスを上げるコツ

ここがキモ！

・寛解期になると服薬アドヒアランスは落ちてくる
・昼の薬は飲めないものと考えたほうがよい

❶ UC 患者の服薬アドヒアランス

　UC 患者では，服薬アドヒアランスが悪くなる人が結構います．それは，①比較的若い患者さんが多く，学校や仕事などで忙しくて飲み忘れる，②寛解期になると，病識が甘くなって飲み忘れる，などの理由によります．しかし，UC が再燃する理由でかなりの割合を占めるのが，服薬アドヒアランスの低下です．したがって，薬をきちんと服薬してもらうことはとても大事になります．

❷ 服薬アドヒアランスを上げるコツ

a 1日の服用回数を減らす

　5-ASA の項でも述べましたが（p.90, 第3章A「ここだけの話」参照）1日の服用回数を減らすことです．分3処方をやめ，分1または分2にします．また，分3のままの場合では，昼に飲み忘れた場合には，夕方に昼の分もまとめて飲んでよい，と話します．また，患者さんによっては，「朝食後服用」と書かれていたら，朝食が摂れなかった日は朝は飲んではいけない，と思っている人もいます．UC の飲み薬は，おおむね，服用回数や服用時間，食事の有無にはかかわりません．1日にちゃんとその薬を決められた量を服用することが大事に

なってきます．そのことを患者さんに理解させることが重要です．

　ただし，advanced therapy のなかの，タクロリムス，JAK 阻害薬は，基本的には処方箋通り飲む必要があります．

b 患者さんの性格・嗜好を把握し，好む薬剤，剤型にする

　5-ASA 製剤は，コーティングのしかたもそうですが，剤型もいろいろです．ペンタサ®には，250 mg 錠剤，500 mg 錠剤，顆粒剤があります．250 mg 錠剤は飲みやすいですが，1 回の服用錠数が多くなります．500 mg 錠剤は大きくて飲みにくいですが，1 回の錠数は減ります．顆粒剤は錠剤よりも飲みやすい，という人が多いですが，たまに「苦手」という人もいます．アサコール®は錠剤が小さいので苦情はあまり出ませんが，1 日 3 回がデフォルトというのがネックです．リアルダ®は 1 日 1 回でいいですが，錠剤はとても大きく，さらに冷所保存ということになっています（実際は炎天下に放置したりしない限り大丈夫ですが）．このような製剤の特徴をきちんと把握し，その患者さんがどういう剤型，どういう服用体系を望むか，によって使い分けることも重要です．とくに 5-ASA 製剤では，薬剤の放出のしかたで選択するより，その人のアドヒアランスがもっとも上がる，ということで選択したほうが，薬効が望めることはしばしばあります．

　なお，advanced therapy には，経口薬，点滴静注薬，皮下注射薬（自己注射可能なものとそうでないものとある）があります．これらの薬剤は，そもそも難治の人に使用されますからアドヒアランスがさらに重要となってきます．高価な薬剤が多いので，コストの面からもアドヒアランスの向上は重要です．したがって，advanced therapy の選択の際にも患者さんの性格や好みを考慮することは大事となります．たとえば，ちゃらんぽらんな人には，自己注射製剤は処方しない，というふうに考えることも必要です．

c 副作用の出る薬は使わない

　5-ASA 製剤ではときに頭痛を訴える人がいます．これも製剤によって出かたが違います（**p.101, 第3章C参照**）．サラゾスルファピリ

ジンやアザチオプリンなどは嘔気や頭痛がかなりの頻度で起こります．副作用が出ても，患者さんは「いや，飲み続けられます」とおっしゃることも多いですが，多くの薬は，年余にわたり継続して服用しなければなりません．短期間は大丈夫でも，長期になるとやはり副作用がネックになってアドヒアランスが低下することがあります．その人にとって副作用がある薬は使わずに，可能なら別の薬に変更するのがよいでしょう．

d 余計な薬は出さない

たとえば，5-ASA製剤はアドヒアランスを考えて1日1回の製剤にしたのに，1日3回の整腸薬を併用していたら，それだけで5-ASA製剤のアドヒアランスも悪化する可能性があります．日本で使用可能な整腸薬がUCを改善するというエビデンスはありませんから，アドヒアランスの悪い患者さんには，あえてそのような処方は避けることも考慮すべきです．

❸ 局所製剤のアドヒアランスを上げるコツ

局所製剤は，やはりめんどくさく，アドヒアランスが低下しがちです．

a はじめはうまくいかなくても大丈夫であることを伝える

とくに注腸剤は，はじめは全部入らなかったり，入ってもすぐ出てきたりして，すぐに無理，とあきらめてしまう場合があります．炎症のある直腸に入れるのですから，すぐ出てくるのは当たり前であり，徐々にうまく入れられるようになることを説明して，この時点で挫折しないようにします（ペンタサ®注腸のコツに関しては p.65, 第2章E参照）．

b 効果を実感させる

局所製剤を開始するときは，便に血液が付く，便意切迫感がある，などの症状があることが多いです（p.117, 第4章A参照）．局所製剤が有効なときには，そのような症状が改善し，かなり有効性を自覚でき

ます．それをよく覚えておいてもらえば，次にまた症状が出て使うときに，抵抗なくやってもらえるようになります．

c　好む剤型に変える

　局所製剤の剤型には，坐剤，注腸剤，フォーム剤とあります．もちろん炎症範囲によって使い分けることも大事ですが，患者さんが施行可能な剤型にすることも考えたほうよいです．注腸は無理だけど，坐剤なら，という人には坐剤だけでもやってもらうに越したことはありません．フォーム剤は好みが分かれ，とてもやりやすい，という人と，やった実感がなく効いた気がしない，という人がいます．

❹　アドヒアランス向上のために日常診察で心掛けること

a　余った薬の量をときどき尋ねる

　薬を処方するときに次回の外来までの日数分を盲目的に出すのではなく，ときどき薬がどのくらい余っているのか尋ねましょう．余ってしまった理由を尋ね，剤型や1日の服用回数が問題となっているのなら，変更できないかどうかを考えます．また，これを尋ねることで余分な薬が患者さんの手元に大量に余る，というような事態も避けられます．アドヒアランスが悪くても，決して怒らず，どのように処方を変えていけばアドヒアランスが改善するかを患者さんと一緒に考えるのが建設的です．

b　再燃したときにフィードバックする

　再燃の原因の1つにアドヒアランスの低下があります．再燃したときに，薬をきちんと飲んでいたかを尋ね，アドヒアランスの向上が再燃予防に重要であることを理解してもらいましょう．この際に，やはりアドヒアランスが低下する理由を探り，どのようにすればアドヒアランスが向上するかを患者さんと考えることが重要です．

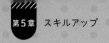

SECTION

D UC 患者へのワクチン，予防接種

・免疫抑制治療中は生ワクチンは基本不可，不活化ワクチンは OK
・新型コロナウイルスワクチンは可

❶ ワクチンの種類と考えかた

　従来のワクチンには，感染力のあるウイルスを使う生ワクチンと，感染力のないものを使った不活化ワクチンがあります．新型コロナウイルスワクチンはご存知のとおり mRNA を使用したものなど，新しい作製方法で作られています．

　生ワクチンは，UC 患者に限らず，免疫抑制治療を行っている人には原則禁忌になっています．UC の治療でいくと，ステロイド，チオプリン製剤，advanced therapy（バイオ製剤，分子標的薬一般，ただし，ベドリズマブはその作用機序〈p.79, 第2章H参照〉から，接種禁忌とはなっていない）の治療中の人があてはまります．該当する生ワクチンは，麻疹，水痘，おたふく，風疹，そして BCG です．乳児にはロタウイルスに対する経口生ワクチンもあります．

　その他のワクチンは，B型肝炎やインフルエンザなどを含め，ほぼすべて不活化ワクチンです．不活化ワクチンの接種はどんな人でもとくに問題ありません．また，新型コロナウイルスワクチンの接種もいま日本で使えるものはすべて問題ありません．

❷ 成人における各生ワクチンと対処法

麻疹，おたふく

　医療従事者や医療関係の学生が接種勧奨される場合があります．免疫抑制治療中の人には，打たないように話します．

水痘（帯状疱疹）

　近年は，高齢者に対し帯状疱疹予防のために接種することも推奨されています．水痘・帯状疱疹ワクチンには，従来の生ワクチンに加え，不活化ワクチン（シングリックス®）が発売されています．不活化ワクチンは，免疫抑制治療開始後でも投与可能です．

風疹

　これも免疫抑制治療患者には投与しないのが原則です．しかしながら，妊娠を本気で考えている女性で風疹抗体価の低い人についてはご本人とよく相談することが必要です．

❸ 免疫抑制治療開始前に生ワクチンを接種するか？

　たとえば，JAK 阻害薬のトファシチニブ投与では，帯状疱疹の発症が増えることがわかっています．トファシチニブ投与に限らず，すべての UC 患者に対し，将来免疫抑制治療が必要になることをあらかじめ予想して，そのような患者さんに対して抗体価を調べ，予防接種をしておく，というのが理想ですが，現実的にはやはり困難です．というのは，UC 患者に免疫抑制治療を開始するとき，というのはおおむね待ったなし，すぐに開始しないといけない，という場面が多く，一旦開始するとその後ずっと継続する場合が多いからです．上記のシングリックス®は不活化ワクチンなのでトファシチニブなどの advanced therapy を開始したのちも投与可能ですが（ただし 50 歳以上が対象），高価（1 回約 2 万円を 2 回接種）なのがネックになっています．

❹ UC 患者が出産した乳児への生ワクチンについて

　UC 患者が出産した乳児への生ワクチンに関しては，生物学的製剤

投与中の場合が問題となります．というのは，インフリキシマブをはじめとする生物学的製剤は妊娠後期になると胎盤を通過し，胎児に移行します．30週程度で投与をやめても（中止時期に関しては p.119，第5章参照）新生児の血中で薬剤が検出されることが知られています．したがって，BCGはできるだけ接種時期を遅らせる（生後6ヵ月以降）こと，ロタウイルスワクチンは接種しないことが推奨されています．

❺ 免疫抑制治療患者にそもそもワクチンは有効なのか？

ワクチンの効果はその人の免疫反応を通じて現れるわけですから，免疫抑制薬投与患者でワクチンの効果がちゃんとあるのか，という疑問が生じます．これに関してはいろいろ調べられていますが，簡単にまとめると「ワクチンの効果は若干落ちるかもしれないが，抗体産生はおおむねみられ，効果は期待できる」という感じです．これは，免疫抑制薬の種類やワクチンの種類（新型コロナウイルスワクチン含む）を問わず，おおむね共通します．

UC と新型コロナウイルス

　新型コロナウイルス感染は UC を含む IBD 診療にもいろいろ影響を及ぼしています．

❶　UC の内視鏡検査と新型コロナウイルス

　新型コロナウイルスの流行が始まってからの内視鏡検査は，施行医などの医療従事者側がしっかり感染防御を行うことによって，日本全国おおむねどの施設でも安全に行われています．内視鏡室でクラスターが発生したり，患者さんから患者さんに広がったり，というようなこともほとんどありません．したがって，UC 患者が新型コロナ感染を心配して必要な内視鏡検査を受けない，というようなことは望ましくありません．しかし，昨今は，便中マーカー(p.126，第4章B参照) など，内視鏡検査をしなくても病勢を推定できるモダリティも増えてきたので，そのようなバイオマーカーを積極的に使用するのもよいかと思います．ただし，発癌のサーベイランスはいまのところ内視鏡検査をするしかないので，必要とあればきちんと行うべきでしょう．

❷　新型コロナウイルスと UC の治療

　新型コロナウイルスに感染した IBD 患者の情報は全世界で収集され，公表されています．なかでも SECURE-IBD(https://covidibd.org/) と呼ばれる米国を中心とした患者情報サイトでは，新型コロナウイルスに感染した IBD 患者の転帰を，患者背景別や治療内容別に記載してあります．そこでは，抗 TNFα 抗体単剤での使用者の重症化率や死亡率が低く，逆にステロイド使用者の重症化率や死亡率の上昇が報告されています．新型コロナウイルス感染の重症化予防に抗サイトカイン製剤であるトシリズマブや JAK 阻害薬が有効であることが示されているように，抗 TNFα 抗体でもそのような作用があることが推定されています．したがって，抗 TNFα 抗体使用者での重症化率が低下することは合理的な結果かと思われます．一方で，ステロイド投与が本当に転帰を悪化させるかど

うかは疑問です．それはこの SECURE-IBD に登録された患者集団は，半数以上がバイオ製剤の使用者という非常に偏ったものだからです．半数以上がバイオ製剤使用者という集団で，ステロイドだけしか使われていない人というのは，社会的，経済的に恵まれないような人達のような特殊な集団ではないか，というふうに思われるからです．その他の報告をみても現状では，新型コロナウイルスの感染状況により，ステロイドを含めた UC の治療内容を変更する必要はないと考えられます（ただし，コロナ感染状況にかかわらず，長期にステロイドを投与するのは論外ですが）．

❸ UC の治療と新型コロナウイルスワクチン

新型コロナウイルスに対するワクチンに関しても，IBD 患者の治療内容とワクチンの効果の関係などが調査されています．既存の mRNA ワクチンでは，抗 TNFα抗体やステロイドの使用者などで若干，抗体産生量の低下がみられますが，2 回接種すると有効性のみられるレベルまで抗体価がおおむね上昇することがわかっています．さらに，海外ではワクチン接種を受けた IBD 患者では，受けてない人に比べて，その治療内容にかかわらず COVID-19 発症率が低下することがわかっています．したがって，UC 患者においても通常通り，新型コロナウイルスに対するワクチン接種は受けることが推奨されます．

ただし，新型コロナウイルスに関する情報は，日々変わっていきますので，きちんと知識をアップデートすることが必要です．

SECTION

E　小児例の特徴

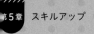

ここがキモ！

・炎症が高度な重症例が多いとされる．大人と同じように治療するが，ステロイドの使用には注意を要する

❶ 小児は何歳くらいから発症するか？

UC は 10 歳以下の小児でも発症します．ただ，高校生以降くらいからがやはり多くなってきます．

❷ 小児 UC の特徴

ⓘ 病勢が強い

一般的に病勢が強いといわれ，難治例が多いとされています．

ここだけの話

VEO-IBD と monogenic IBD

　小児でもとくに 6 歳未満で発症する IBD を超早期発症（very early onset；VEO）IBD とよばれます．VEO-IBD では難治，高度アレルギー体質，肛門病変を有する，などの特徴が知られています．VEO-IBD のなかに免疫不全症の原因となる単一の遺伝子の先天的異常により難治性の腸炎を合併する一群が含まれ，monogenic IBD と呼ばれます．monogenic IBD には XIAP 欠損症，IPEX 症候群，A20 ハプロ不全症など，異常になる遺伝子によりさまざまなものが知られています．

ⅱ 内視鏡像が非典型的

内視鏡像が非典型的なものが多いとされ，非連続性のものや縦走潰瘍がみられるようなものもあり，クローン病との鑑別が難しい場合があります．小児期はUCともCDともいいきれず，IBD-U（unclassified）として治療される場合もあります．また，重症UCとして大腸全摘されたあとに小腸病変が出現し，CDと診断が変更になるようなこともときにあります．

ⅲ 5-ASA 不耐が多い

正確な統計はありませんが小児では5-ASA不耐（**p.56, 第2章C参照**）症例が多いといわれています．30%程度という報告もあります．5-ASA投与開始後の急激な病状の悪化には注意が必要です．

❸ 小児例の治療

基本は大人と同じです．病勢が強い例も多いことから，ステロイドやチオプリン製剤，advanced therapyも使用します．重症例は大腸全摘の手術（**p.146, 第4章F参照**）をせざるを得ない場合もあります．いずれの薬剤も中学生以上であれば，大人と同等の量でかまいません．

❹ 小児だからとくに気を付けること

a ステロイドと成長曲線

小児は成長途上にあり，病勢の強い状態が持続して栄養が十分に摂取できなかったり，ステロイドを長期に使用したりすると，成長障害をきたします．成長状況については場合によっては小児科医と相談します．

b ワクチン接種の有無

ワクチンについては別稿の通り（**p.162, 第5章D参照**）ですが，小児では免疫抑制治療を行う前に，ワクチン接種歴を母子手帳などで確認しておくことが望ましいです．

c　学校・学業・進学

　学校については，長期入院などがないかぎり，あまり問題なく過ごせることが多いです．外来通院や検査については，学校の授業や長期休暇などのスケジュールをふまえて考慮してあげるべきです．受験などでは，症状が本当に落ち着いていないときは，試験中のトイレに配慮してもらえるよう，診断書を出してあげる場合もあります．

d　親への対処

　小児患者には親が付き添ってくることが多いです．子供が小さいときには致し方ないですが，心配のあまり，思春期以降もずっと親が付いてきて親離れ，子離れがうまくできないケースがしばしばあります．とくに母親は，子供が難病になってしまったことに対し，自分に責任があるのではないか，という気持ちをもっており，その「申し訳ない」という気持ちがさらに子離れを難しくさせます．母親のそうい

ここだけの話

IBD 患者の就職
　IBD 患者は治らない疾患を抱えていることで，社会的にさまざまな制限が生じることがあります．学校のこと，仕事のこと，妊娠・出産のこと…などなどです．そのなかでも，「就職」というのはとても難しい問題の1つです．まず，就職試験などのときに病気のことを申告するかどうか，から始まります．病気のことを申告して，わかってもらったうえで会社に就職するのが理想ですが，申告すると就職差別を受ける可能性が高いことは知っておかねばなりません．だからといって，病気を隠して就職した場合は，調子が悪いときも通院するときもごまかし続けなければなりません．病気を申告しない場合は，転勤（とくに海外赴任）などがある会社には，医療上の問題でなかなか就職が困難な場合もあります．UC 患者の就職にはこのような問題があることを知って，相談に乗ったりすることも大事なことなのです．

う気持ちに関しては理解を示しつつも，いつまでも親が付いてくる
ケースについては，子供の成長とともに一人で受診させるように促し
てゆくのがよいでしょう．

SECTION

F 高齢者 UC への対処法

ここがキモ！

・高齢者では，一般的に免疫力が落ちているので，免疫抑制治療の際には十分注意する

❶ 高齢者 UC の特徴

高齢者の UC には，高齢で発症した UC 患者と，若い頃に発症した UC 患者が高齢になった場合とがあります．高齢発症の UC は，比較的活動性が高く，発癌までの期間が短いといわれています．また，若い頃に発症した UC 患者が高齢になっても再燃することはしばしばあります．80 歳，90 歳になっても再燃はすることがあります．

❷ 高齢者 UC の治療

高齢者では，一般的に免疫力が低下しているため，ステロイドを含む免疫抑制治療を行う際には，とくに感染症の合併には十分注意します．ステロイドを使用する場合は，かならず ST 合剤を併用するなどの注意は必要ですし，骨粗鬆症や耐糖能異常などの合併にも十分注意します．advanced therapy 使用の際にも，可能であればベドリズマブやウステキヌマブなどの比較的感染性合併症の少ない製剤を選択します．肺炎球菌ワクチンや帯状疱疹ワクチン（不活化ワクチン）の使用も積極的に考えます．

アフェレシスは高齢者でも比較的安全に施行可能ですが，心疾患などの併存症がある場合には，体外循環時の循環動態に十分注意しま

す.

　なお，長期のステロイド使用や advanced therapy を何剤も使用するようなことは避け，そのようなことになりそうであれば，高齢者こそ早めに手術を選択すべきです．高齢者では緊急手術になると死亡を含む周術期合併症が非常に増加することが知られており，そういう意味でも，緊急事態になる前に，早めの手術の選択が重要になってきます．また，高齢発症 UC では，発癌のサーベイランス（**p.142, 第4章 E参照**）は，早めに開始することが推奨されており，筆者は発症後 5 年くらいからサーベイランスを考えます．

❸ 介護が必要な高齢者の UC

　UC 患者が認知症その他で，介護が必要になった場合の対処は難しい場合があります．とくに，advanced therapy などの専門的な治療を行っている場合，介護施設や療養型病院などでは治療を継続することは困難です．そのような場合も，あえて手術を施行したほうがよい場合があります．ストーマの管理だけなら，そのような施設でもなんとか対処可能だからです．

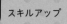

SECTION

G UC の貧血の対処法

ここがキモ！

・UC の貧血では，フェリチンを測定して鉄剤の投与を考える

❶ UC の貧血の特徴と診断

UC 患者の貧血は消化管からの出血で生じるわけですが，単純な鉄欠乏性貧血ではなく，体内の炎症の存在による造血不全の要素もからんでいることが多いです．とくに UC の活動性が高い場合は，いくら鉄剤を投与しても貯蔵鉄のフェリチンが上昇するのみで，造血につながらず貧血の改善がみられません．

したがって，UC 患者の貧血を治療する前には，血清鉄だけでなくフェリチンも必ず測定します．貧血でもフェリチンが3桁を超えるような高値であれば，鉄剤を投与してもあまり効果的でなく，炎症の改善を優先すべきということになります．

❷ UC の貧血の治療法

UC で鉄の補充にて貧血の改善が認められると判断された場合，鉄剤を投与します．この際，経口薬はあまりお勧めできません．なぜなら嘔気などで服用できない人が多くいること，服用すると便が黒くなり，出血の有無がわかりにくくなるからです．来院のついでに経静脈投与を行うほうがよいでしょう．UC の貧血はさほど緊急を要することはなく，通常来院ごとに経静脈投与する程度で徐々に改善します．早期の改善が望ましい場合は高用量の経静脈投与製剤（フェインジェクト®など）もあります（レセプトがやや面倒ですが）．

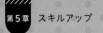

SECTION

H 腸管外合併症とその対策

・皮膚病変と関節炎がとくに頻度が高い
・関節炎の治療は非常にむずかしい

❶ 腸管外合併症とは

　腸管外合併症とは，IBD 患者が腸管以外の場所に炎症性の病変を合併することです．UC 発症に関連する免疫学的異常が腸管外にも影響して発現すると考えられています．

❷ 皮膚病変

　壊疽性膿皮症と結節性紅斑が有名です．とくに壊疽性膿皮症は UC に合併しやすいことが知られています．両者とも下腿が好発現部位ですが，全身どこにでも発現します．腸管病変の活動性とは一致することもしないこともあります．治療は主にステロイドが使われ，高度の壊疽性膿皮症の場合には，活動性 UC に対する治療と同様に経口ステロイドなどの全身投与が行われます．タクロリムスやアフェレシスによる治療の報告もあります．

❸ 関節炎，関節痛

　もっとも高頻度でやっかいな腸管外合併症です．起こる場所は指，肘，膝，肩，足首，脊柱から仙腸関節までさまざまです．関節自体の炎症の他，腱付着部の炎症による関節炎を呈することもあります．純粋の腸管外合併症として発症する以外にも，ステロイド投与していた

患者さんが中止した場合に発症することもあります．また，UCと慢性関節リウマチの合併もまれにみられます．

UC患者の関節炎の治療は非常に難しいです．ステロイドは有効ですが，この合併症のためにステロイドを使い続けるべきではありません．メトトレキサートや抗TNFα抗体などの生物学的製剤が有効な場合もあります．NSAIDsの長期使用をせざるを得ない場合もありますが，その際にはUCの病勢の悪化に注意する必要があります（p.155，コラム「他の病気の薬や下痢止めを飲ませてもよいか？」参照）．腸管病変は落ち着いているのに関節炎のコントロールに困ることも多く，リウマチ膠原病内科の専門医にコンサルトしたほうがよい場合もあります（それでもなかなか解決しないことも多いです）．

❹ 膵炎，高アミラーゼ血症

UCでみられる膵炎，高アミラーゼ血症については別項（p.126，第4章B）を参照ください．

❺ その他のまれな腸管外合併症

原発性硬化性胆管炎（PSC）はUCの合併症として有名ですが，日本での頻度はさほど多くありません（1~2%）．原因不明の胆道系酵素上昇などがみられた場合，MRCP（MR胆管膵管撮影）などで診断します．重症例は肝移植が必要になる場合もありますが，あまり進行しない例も多くみられます．なお，PSCが合併するUCは上行結腸から盲腸にかけての右側結腸に炎症の主座があることが多いです．その他，まれですが重要な合併症として高安動脈炎があります．診断が難しいですが，UCは落ち着いているのにCRPが異常高値のときなどに疑います．

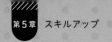
SECTION

その他の合併症（CMV感染症, *C. difficile*感染症, 血栓症）

ここがキモ！

・難治例では腸管感染症に注意
・血栓症は重篤になりうるので侮れない

❶ 感染症

a サイトメガロウイルス（CMV）感染症

　CMV（cytomegalovirus）は，通常小児期に不顕性感染し，その後血管内皮細胞などに潜伏感染しているといわれています．UC患者がステロイド治療などで免疫力が落ちた場合に，腸管上皮に回帰感染を起こし，腸管炎症を悪化させることが知られています．内視鏡像としては，打ち抜き潰瘍や縦走潰瘍などの非常に活動性の高い所見を呈することが知られていますが，そうでもない症例もありますし，打ち抜き潰瘍があるからといって必ずしも治療が必要なCMV感染があるわけでもありません．

　なお，近年は日本人若年者のCMV既感染率が徐々に低下しているためか，以前ほどCMV感染合併はみかけなくなりました．しかし，ステロイドの効きが悪い場合や，一旦効いたステロイドが効かなくなったりした場合は要注意です．

　診断は，血液検査によるCMV抗原（C7-HRPなど）の提出が簡便です．おおむね5個以上検出される場合には，ガンシクロビルなどによる抗ウイルス治療が望ましく，またその際のUC自体の治療法（ステロイドを増やすのか減らすのかなど）の判断もむずかしいので，

176

専門医にコンサルトしたほうがよいでしょう．一旦治療しても，感染を繰り返す場合もあります．

b *C. difficile* 感染症

　偽膜性腸炎の原因菌として有名な Clostridioides difficile（*C. difficile*）ですが，通常は，抗菌薬治療後などに菌交代の結果として腸炎を引き起こします．その際，*C. difficile* は，CD トキシンという毒素を排出します．一方，UC 患者では，抗菌薬の投与歴などがなくても CD トキシン陽性の腸炎を合併することがあります．治療抵抗性の場合などには，感染の合併も疑ったほうがよいでしょう．

　診断は，便検査で CD トキシンを提出するのが一般的です．陽性であれば，経口のメトロニダゾールやバンコマイシンにて治療します．感染を繰り返す場合は，フィダキソマイシンなども使われます．*C. difficile* も一旦治療しても感染を繰り返すことが多いため，そのような場合で UC が難治化する場合は専門医にコンサルトしたほうがよいでしょう．

　その他，免疫抑制治療を行う際には，一般的に感染症の合併に注意する必要があります．とくにステロイド使用時のニューモシスチス肺炎，チオプリン製剤使用時のウイルス感染症，抗 TNFα 抗体使用時の結核，JAK 阻害薬使用時の帯状疱疹については注意する必要があります．

❷ 血栓症

　UC の合併症として血栓症（深部静脈血栓症，肺塞栓症）は，頻度は高くないですが，重篤になりうるので要注意です．重症例（手術が必要になる例，中心静脈カテーテル挿入例など）に多いですが，ステロイド投与中の外来患者などでもときにみられます．活動期の患者さんが下肢痛などを訴えた場合は要注意で，採血で D ダイマーを提出してもらったうえで造影 CT を撮影することなどで診断します．重篤になりうるので，専門医へのコンサルトが必要です．

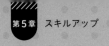

SECTION

J UC の妊娠・出産の考えかた

ここがキモ！

・通常に妊娠・出産は可能．妊娠しても薬を勝手にやめないよう指導する

　UC 患者も普通に妊娠・出産可能ですが，いくつか知っておくべき注意点があります．

❶ 妊娠経過にもっとも影響を与えるのは薬ではなく疾患活動性である

　UC 患者の妊娠に際し，その妊娠経過にもっとも影響を与えるのは疾患活動性で，とにかく，妊娠中は活動性をしっかり抑えておくことが良い経過につながります．したがって，妊娠希望の女性に対しては，寛解状態のときにできれば計画的に妊娠するよう伝えます．そんな都合よくいかないことがしばしばですが，それはそれでおおむねなんとかなるので，予定外の妊娠をした際にも，決して勝手に薬を中止しないよう伝えておきます．妊娠中も，疾患コントロールのために薬が必要であれば，普通に使用しますし，おおむね，妊娠前から使用していた薬剤に関しては妊娠中もそのまま継続します．一般的に UC で使用される薬剤で妊娠に明らかに悪影響を及ぼすことが証明されている薬剤はありません．薬を使ってでも活動性を抑える，ということが大事なのです．

❷ 妊娠中に活動性が変わる場合がある

　妊娠すると UC の活動性が変化する場合があり，おおむね，調子が良くなる人 1/3，悪くなる人 1/3，変わらない人 1/3 です．どの

ような経過をたどるかは予測できず，妊娠中は慎重なフォローが望まれます．また，妊娠によって血液検査のデータは大きく変化する場合があります．とくに，鉄欠乏性貧血，低アルブミン血症，CRP や赤沈の高値などがみられ，いずれも活動期の UC でもみられる所見なので，検査値の解釈には注意が必要です．

❸ 妊娠中の薬剤投与について

上記のように，妊娠中の薬剤投与はほぼ問題なく，基本は妊娠後も妊娠前の薬剤投与を継続すべきですし，病態が悪化した場合には，しっかりと寛解導入治療をすべきです．注意すべきは以下の点です．

- 5-ASA 製剤はまったく問題ないが，サラゾピリン®は葉酸代謝に影響を与えるとされるので，妊娠前から葉酸の補充（フォリアミン®1 日 1 錠など）を行っておいたほうがよいかもしれない（エビデンスはとくになし）．
- プレドニゾロンの胎児移行は少ないが，30 mg/ 日程度くらいまでの投与とする．
- アフェレシスは問題なく可能だが，循環動態に注意する．
- JAK 阻害薬は妊娠中のデータが少なく，投与はさけるべき．
- 生物学的製剤は経過中ずっと継続可能だが，妊娠後期には胎児移行するため落ち着いていれば 30 週程度で一時中止することが多い．
- チオプリン製剤も投与継続可能だが，*NUDT15* 遺伝子多型がリスクヘテロ（Arg/Cys）の場合は，配偶者の *NUDT* 遺伝子多型次第では児がリスクホモ（Cys/Cys）になる可能性があり，この場合，チオプリンが母体から胎児に移行すると問題となる可能性がある．このような場合は専門医にコンサルトする．

❹ 授乳について

出産後の授乳に関しては，一部，乳汁移行する薬剤がありますが，通常，児に影響を与えるほどではありません．したがって，UC で服薬治療中に授乳しても問題ありません（JAK 阻害薬のみ，現状では

データがないので避けるべきかと思います）．ただし，5-ASA 製剤で
まれに児が下痢をすることが報告されています（その際は，5-ASA
製剤か授乳かどちらかを中止します）．また，生物学的製剤の使用に
関しては高分子蛋白なので，児の消化管から吸収されないので授乳は
問題ありません．

❺ 新生児の予防接種について

　これについては，生物学的製剤投与中の患者が出産した児への生
ワクチン投与が問題となる場合があります．詳細は p.163, 第5章
D参照．

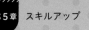

K 難病医療費助成制度の しくみと申請方法

ここがキモ！

・難病医療費助成は初発時はかならず申請できるが，その後は軽症となったら認定されなくなる

❶ 難病医療費助成制度について

難病患者に対して，医療費が助成される制度です．UCも難病に指定されており（難病のなかでは患者数が最も多い），患者さんが申請して認定されると医療費助成が受けられます．認定後は，医療費は2割負担となり，さらに患者さんの世帯収入などにより月々の支払いの上限が決まります（2,500円～30,000円まで幅がある）．したがって，UCにかかっている医療費が安くて（5-ASA製剤のみで落ち着いている人など），収入の多い人では申請しても得にならない場合があります．

❷ 申請方法

患者さんの住民票のある自治体の保健所で申請をします．保健所の難病窓口で患者さん自身（または家族など）が申請書をもらい，医師の書く部分（臨床調査個人票）は病医院に提出して医師が記載します（臨床調査個人票は厚生労働省のホームページからもダウンロード可能）．なお，臨床調査個人票を記載するには記載可能な指定医である必要があり，各学会の専門医資格をもつか，指定医のための講習を受ける必要があります．患者さん自身の書く部分と臨床調査個人票を合わせて，保健所に提出します．その後審査があり，1～3ヵ月後（自

治体によりスピードの差がある）に受給者証が送られてきます．患者さんは受診時に保険証と一緒に受給者証を医療機関に提出します．なお，認定された場合は，保健所に書類を提出した日にさかのぼって認定されるので，その間に払い過ぎた医療費は還付申請をすることができます．

　申請は，1年ごとに同じような書類を提出して更新手続きをしなければなりません．更新時期になると更新のための書類が患者さんのもとに郵送されてきます．

❸ 申請時，更新時の注意点

　新規申請時に必要な検査は，大腸内視鏡検査，病理組織学的検査，便培養検査，血液検査などです．更新時には，血液検査は必要ですが，内視鏡検査の必要はありません．なお，認定されるのは中等症以上です．初発時はおおむねすべての患者さんが中等症以上なのでほぼ全員認定されますが，更新時に軽症になっていると認定されなくなります．ただし，軽症高額という制度があり，1年間で，難病にかかわる医療費（支払額ではない）が33,330円以上の月が3月以上ある場合は，認定されます．寛解でも生物学的製剤やJAK阻害薬を使用している人はもれなくこれに該当します．軽症高額は，ちゃんと領収書などを添えて申請しなければならないので注意が必要です．なお，難病助成制度の財源はもちろん税金ですので，臨床調査個人票に，軽症の人はきちんと軽症と書く必要があります．

❹ 小児慢性特定疾病について

　18歳未満の患者さんでは，小児慢性特定疾病制度による医療費助成を申請したほうが，自己負担額が安くなります（成人のおおむね半額）．ただし，小児の場合，自治体での医療費助成がある場合も多いので，申請が必要かどうかは保護者などに確認したほうがよいでしょう．小児の場合，軽症除外ということはありませんが，小児が成人になった際（20歳以上になると成人の制度に移行しなければならない）に，軽症である場合は認定されないことになります．なお，この小児慢性の

書類を記載するには，また別の指定医の申請が必要となります．

❺ その他の社会制度について

a 生命保険

　最近は UC と診断されていても加入できる生命保険が多くなっています．ただし，補償内容に制限がついたり，保険料が高くなったりする可能性があります．

b 身体障害者

　UC では，身体障害者に認定されることはあまりありません．大腸全摘術を受けて，なんらかの理由で永久人工肛門になったときくらいです．

c 障害年金

　活動性が長期に持続し，就労に明らかに障害が出る状態が続くときには，障害年金（主に厚生年金加入者の障害厚生年金）が申請できる場合があります．患者さん自身に年金事務所などで相談してもらえばよいでしょう．

特殊な UC

　UC はそもそも非常に多様性に富んだ疾患であり，病型，病態や効果のある薬剤が患者さんごとに異なったりします．したがって，UC と呼ばれているなかには実は独立した疾患概念であるものが含まれている可能性があります．そのような疾患のなかで最近注目されている2疾患を挙げてみます．

❶ 家族性地中海熱関連腸炎

家族性地中海熱というまれな疾患があります．1〜3日程度続く発熱（38℃を越える）をきたし，無治療で解熱するという病態を定期的（1〜2ヵ月ごと）に繰り返す，という疾患です．*MEFV* 遺伝子という疾患感受性遺伝子の変異がみられるとされています（陰性例もあり）．この疾患では，コルヒチンが著効することが知られています．一方で，非典型的なUC のなかにコルヒチンが著効する一群があることがわかり，この，家族性地中海熱との関連が示唆されています．この一群では，右側結腸に比較的優位に病変を認める，直腸に炎症がない場合がある，偽ポリポーシス様の所見を呈する，などの内視鏡像が報告されています．周期性の発熱はみられる人とあまりみられない人がいるようです．*MEFV* 遺伝子変異についても，あるものとないものがみられ，また，*MEFV* 遺伝子変異自体は，健常人やふつうの UC の人にも一定の割合でみられるものなので，この一群の特徴としてどこまで重視すべきかも，いまだ結論は出ていません．ただ，UC といわれている人のなかに従来の治療法にイマイチ反応せず，コルヒチンが著効する人がいることだけは確かなので，覚えておいてもよいと思います．

❷ 免疫チェックポイント阻害薬による免疫関連副作用としての腸炎

近年，癌の領域では免疫チェックポイント阻害薬が広く使われるようになってきています．免疫チェックポイント阻害薬は非常に有効性が高い反面，各種の免疫関連副作用が生じることが知られています．そのなかで，消化管で起こるのが，潰瘍性大腸炎類似の腸炎になります．まあ，免疫が活性化されることで UC 様の腸炎が起こることは当たり前といえば当たり前ですが．通常は大腸に炎症をきたして，下痢や血便を生じます．内視鏡像も通常の UC と類似することが多いようです．まれに，小腸に炎症をきたす場合もあります．治療にはステロイドが使われますが，重症例などにはインフリキシマブやベドリズマブなどの生物学的製剤が使用されることもあります．

索引

欧 文

5-ASA ···· 6
——不耐 ···· 56
6TGN ···· 73
adenoma ···· 141
advanced therapy ···· 78
B 型肝炎ウイルス ···· 30
CD ···· 20, 21
CD トキシン ···· 177
Clostridioides difficile ···· 24, 133
Collagenous colitis ···· 24
Crohn's disease (CD) ···· 11, 20, 21
CRP ···· 16, 124
dysbiosis ···· 2
dysplasia ···· 142
FIT ···· 127
HBc 抗体 ···· 81
IBD ···· 2
IBS ···· 155
IGRA ···· 21
inflammatory bowel disease (IBD)
···· 2
JAK 阻害薬 ···· 42, 80
Klebsiella oxytoca ···· 23
LRG ···· 125
MCV ···· 73
MEFV 遺伝子 ···· 184
MES ···· 27
monogenic IBD ···· 167
MRCP ···· 175
NBI ···· 142
NSAIDs ···· 15
NUDT15 遺伝子多型 ···· 30, 71
p40 ···· 80
PML ···· 81
PSC ···· 142
S1P 受容体作動薬 ···· 83
SECURE-IBD ···· 165
ST 合剤 ···· 61, 171
UC ···· 2
ulcerative colitis (UC) ···· 2

treat to target ···· 40
VEO-IBD ···· 167

和 文

あ

悪性リンパ腫 ···· 74
アドヒアランス ···· 158
アフェレシス ···· 42, 67
アミラーゼ ···· 126
アメーバ腸炎 ···· 19, 20
アロプリノール ···· 75

い

胃痛 ···· 73
陰窩膿瘍 ···· 13
インターフェロンγ遊離試験 (IGRA)
···· 21
インテグリン ···· 79

う

打ち抜き潰瘍 ···· 176
ウパダシチニブ ···· 83

え

栄養療法 ···· 153
壊疽性膿皮症 ···· 174
エレンタール ···· 153

お

嘔気 ···· 73

か

回腸人工肛門 ···· 148
回腸囊 ···· 147
——炎 ···· 149
家族性地中海熱 ···· 184
カルシニューリン阻害薬 ···· 42
カルプロテクチン ···· 30, 123, 126
寛解維持 ···· 41
——療法 ···· 4

寛解導入 ……………………………… 41
間質性腎炎 …………………………… 56
肝障害 …………………………… 71, 73
関節炎 ………………………… 22, 174
感染症 …………………………… 61, 74
感染性腸炎 …………………………… 8
カンピロバクター腸炎 ………… 14, 20
漢方薬 ………………………………… 46

き

キサンチンオキシダーゼ …………… 75
季節変動 …………………………… 132
喫煙 …………………………………… 3
偽膜性腸炎 …………………… 20, 24
逆紹介 ……………………………… 138
狭帯域光観察 ……………………… 142
局所製剤 ……………………… 42, 54, 87
虚血性腸炎 ………………………… 20, 25

く

クローン病 (CD) …………… 11, 20, 21

け

経口インテグリン阻害薬 …………… 80
血小板数 …………………………… 125
血清アルブミン …………………… 125
結節性紅斑 ………………… 22, 174
血栓症 ……………………………… 150
血便 …………………………………… 8
下痢 …………………………………… 8
減感作療法 ………………………… 95
原発性硬化性胆管炎 ………… 142, 175

こ

抗 IL12/23抗体 …………………… 80
抗 IL23抗体 ……………………… 83
抗 TNFα抗体 …………………… 78
高アミラーゼ血症 ………………… 57
抗インテグリン抗体 ……………… 79
抗菌薬 ……………………………… 15
　——関連出血性大腸炎 ………… 23
口内炎 ……………………………… 22
肛門管吻合 ………………………… 148
肛門周囲膿瘍 ……………………… 22
肛門吻合 …………………………… 147

高齢者 ……………………………… 171
ゴーストピル ……………………… 101
骨髄抑制 …………………………… 71, 74
骨粗鬆症 …………………………… 61
骨密度検査 ………………………… 129
コルヒチン ………………………… 184

さ

サーベイランス …………………… 142
サイトメガロウイルス …………… 133
再燃 ………………………………… 131
再燃寛解型 …………………………… 3
ざ瘡 ………………………………… 61

し

ジェネリック ……………………… 52
自己注射 …………………………… 79
自己免疫性膵炎 type 2 ………… 126
疾患感受性遺伝子 …………………… 7
重症度 ……………………………… 15
縦走潰瘍 …………………………… 176
紹介 ………………………………… 135
障害年金 …………………………… 183
消化性潰瘍 ………………………… 62
小児慢性特定疾病制度 …………… 182
食事制限 …………………………… 154
痔瘻 ………………………………… 22
新型コロナウイルス ……………… 165
進行性多巣性白質脳症 (PML) … 81
診察頻度 …………………………… 119
身体障害者 ………………………… 183
診療予約 …………………………… 119

す

膵炎 ………………………… 57, 74, 126
頭痛 ………………………………… 73
ステロイド ……………………… 6, 41, 58
　——依存性 ……………………… 59
　——抵抗性 ……………………… 59

せ

精神症状 …………………………… 61
生物学的製剤 …………………… 6, 41, 78
生命保険 …………………………… 183
赤沈 ………………………………… 125

そ

組織学的寛解 ……………………… 36

た

帯状疱疹 …………………… 80, 163
大腸内視鏡 …………………………… 9
大腸発癌 …………………………… 140
耐糖能異常 ………………………… 61
高安動脈炎 ………………………… 175
竹の節所見 ………………………… 22
脱毛 ………………………………… 74

ち

チオプリン製剤 ………… 11, 42, 70
中毒性巨大結腸症 ……………… 129
腸管エコー ………………………… 29
　　──検査 ……………………… 127
腸管ベーチェット ………………… 20
　　──病 ………………………… 22
腸結核 ……………………………… 21
腸内細菌 …………………………… 7
治療目標 …………………………… 5

つ

付き添い ………………………… 120

て

テネスムス ……………………… 107

な

内視鏡的寛解 …………………… 36
ナタリズマブ ……………………… 81
生ワクチン ……………………… 163
難病医療費助成制度 ……… 31, 181

に

ニューモシスチス肺炎 ………… 177

ね

粘膜治癒 ……………………… 12, 36

は

バイオシミラー ………………… 79
バイオマーカー ………………… 124

ひ

白内障 ……………………………… 62
白血球数 ………………………… 125
バンコマイシン ………………… 177

ひ

皮下注射 …………………………… 79
非乾酪性肉芽腫 …………………… 13
肥満 ………………………………… 60
貧血 …………………………… 126, 173

ふ

フィダキソマイシン …………… 177
フェリチン ……………………… 173
不活化ワクチン ………………… 163
ブデソニド ………………………… 66
不眠 ………………………………… 61
プロバイオティクス ……………… 46
糞便移植 …………………………… 46

へ

便意切迫 ………………………… 117
　　──感 ………………………… 36
便潜血検査 …………………… 30, 127
便中カルプロテクチン ……… 30, 126
便培養 ………………………… 14, 128

ほ

放射線性腸炎 …………………… 26
ポリープ ………………………… 141

ま

満月様顔貌 ………………………… 60
慢性関節リウマチ ……………… 175
慢性持続型 ………………………… 3

め

メトロニダゾール ……………… 177
免疫学的便潜血検査 …………… 127
免疫チェックポイント阻害薬 …… 184
　　──による腸炎 ……………… 25
免疫調節薬 ……………………… 42
免疫抑制薬 ……………………… 37

も

問診 ……………………………… 14

や

薬剤過敏症症候群 …………………… 54
薬剤減量 ……………………………… 109
薬剤性腸炎 …………………………… 18
薬剤性肺炎 …………………………… 95
薬剤リンパ球刺激試験 ……………… 56

ら

ランソプラゾール …………………… 24

り

罹患範囲 ……………………………… 15
緑内障 ………………………………… 62
臨床調査個人票 ……………………… 137
臨床的寛解 …………………………… 36
リンパ腫 ……………………………… 74
リンパ増殖性疾患 …………………… 74

著者紹介

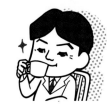

加 藤 　順　昭和43（1968）年9月24日生
（かとう）（じゅん）

現職

千葉大学大学院医学研究院消化器内科学准教授
千葉大学医学部附属病院診療教授
千葉大学医学部附属病院内視鏡センター長

略歴

1993 年（平成 5 年）東京大学医学部医学科卒業
同　　年　　　　　東京大学医学部附属病院内科（研修医）
1994 年（平成 6 年）社会保険中央総合病院（現：東京山手メディカルセンター）
　　　　　　　　　　内科（研修医）
1995 年（平成 7 年）亀田総合病院消化器内科
1997 年（平成 9 年）東京大学大学院医学系研究科消化器内科学入学
2001 年（平成13 年）同上修了（医学博士）
2001 年（平成13 年）日本赤十字社医療センター消化器内科
2003 年（平成15 年）岡山大学消化器・肝臓内科医員
2004年（平成16年）同助手（その後，助教に名称変更）
2010 年（平成22年）和歌山県立医科大学第二内科准教授
2018 年（平成30年）三井記念病院内視鏡部部長
2019 年（令和元年）10月より現職
現在に至る

専門領域

大腸疾患，炎症性腸疾患，大腸腫瘍，大腸内視鏡

日本内科学会総合内科専門医
日本消化器病学会専門医・指導医
日本消化器内視鏡学会専門医・指導医
日本消化器病学会評議員
日本消化器内視鏡学会評議員
厚生労働省 難治性炎症性腸管障害に関する調査研究班研究協力者

ひとこと

多くの先生方に IBD 診療とは何かを知っていただき，ひとりでも多くの IBD
患者さんが happy になることを常に願っています．

プライマリ・非専門医でもココまでできる！ 潰瘍性大腸炎診療のキモ

2022 年 11 月 5 日　発行

著　者 加藤　順
発行者 小立健太
発行所 株式会社 南 江 堂
〒113-8410 東京都文京区本郷三丁目 42 番 6 号
☎(出版)03-3811-7198　(営業)03-3811-7239
ホームページ https://www.nankodo.co.jp/

印刷・製本 永和印刷
装丁 渡邊真介

Tips for Ulcerative Colitis Management
© Nankodo Co., Ltd., 2022